全民科学素质行动计划纲要书系

丛书顾问：袁隆平

叶宗波　朱　东／主编

# 农博士答疑
# 一万个为什么

中草药与
畜禽疫病防治

U0340040

科学普及出版社
·北京·

**图书在版编目（CIP）数据**

中草药与畜禽疫病防治／叶宗波，朱东主编．——北京：科学普及出版社，2014.1
（农博士答疑一万个为什么）
ISBN 978 - 7 - 110 - 08356 - 7

Ⅰ．①中… Ⅱ．①叶… ②朱… Ⅲ．①中草药 – 问题解答②畜禽 – 防疫 –
问题解答 Ⅳ．①R282 – 44②S851. 3 – 44

中国版本图书馆 CIP 数据核字（2013）第 225514 号

| | |
|---|---|
| 出 版 人 | 苏　青 |
| 策划编辑 | 苏　青 |
| 责任编辑 | 史若晗 |
| 责任校对 | 赵丽英 |
| 责任印制 | 李春利　王　沛 |

| | |
|---|---|
| 出版发行 | 科学普及出版社 |
| 地　　址 | 北京市海淀区中关村南大街 16 号 |
| 邮　　编 | 100081 |
| 投稿电话 | 010 – 62103115 |
| 购书电话 | 010 – 62103133 |
| 购书传真 | 010 – 62103349 |
| 网　　址 | http：//www. cspbooks. com. cn |
| 经　　销 | 全国新华书店 |
| 印　　刷 | 北京正道印刷厂 |
| 开　　本 | 787mm×1092mm　1/16 |
| 印　　张 | 10. 25 |
| 字　　数 | 220 千字 |
| 版　　次 | 2014 年 2 月第 1 版 |
| 印　　次 | 2014 年 2 月第 1 次印刷 |
| 书　　号 | ISBN 978 – 7 – 110 – 08356 – 7/S · 541 |
| 定　　价 | 20. 00 元 |

服务农友
助推经济

袁隆平
二〇一九八

# 编委会

　　党和政府历来高度重视"三农"工作，2006年中央"一号文件"提出了建设社会主义新农村的重大历史任务，全国各地农村建设从此踏上新的征程。当前，"三农"工作已成为各级党委和政府工作的重中之重，新农村建设取得可喜进展。

　　建设新农村，农民朋友是主体。只有大力普及先进科学技术，提高农民朋友的科学素质，才能从根本上推动农业增产增收和农村和谐发展。《农博士答疑一万个为什么》系列丛书的出版是贯彻落实《全民科学素质行动计划纲要》的一个具体行动，她在科技和农友之间搭建了一座通俗的桥梁，用一问一答的形式详细解答农村生产和日常生活中常遇到的诸多问题，具有很强的权威性、针对性和实用性。

　　仔细翻阅这套丛书，我们会发现：没有长篇累牍的说教，只有通俗易懂的解说；没有高深难懂的理论，只有易于操作的方法。她像一位资深教授，时刻等待农民朋友的"提问"；她像一本农村百科全书，拿起丛书即可轻松操作解决问题。我们相信，农民朋友完全可以一看就懂、一学就会、一用就灵。

　　今天，在世界杂交水稻之父、中国工程院院士袁隆平的关心指导下，在广西科协科普部和南方科技报社的不懈努力下，《农博士答疑一万个为什么》系列丛书得以顺利出版，在此我对为丛书出版作出贡献的专家顾问、编辑及出版人员表示深深的感谢。同时，祝愿新农村建设之路越走越宽广，祝愿农民朋友的生活越来越美好。

　　是为序。

中国科协副主席、书记处书记
2013年12月

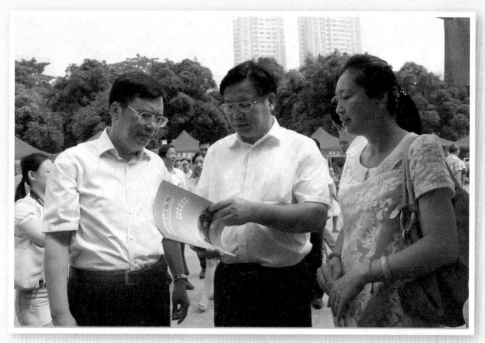

广西壮族自治区副主席黄日波（中）在2013年广西"十月科普大行动"启动仪式上与广西科协党组书记、副主席叶宗波（左）讨论如何更好地开展广西科普工作。

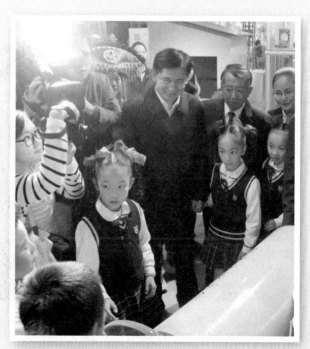

2012年12月，广西壮族自治区副主席蓝天立（右五）深入基层调研科普活动，现场观摩科普活动的开展情况。

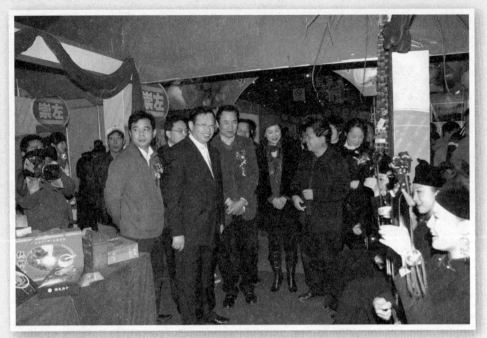

　　2011年12月，广西壮族自治区政协副主席李彬（前排左二）出席广西科协举办的广西科普惠农兴村计划优质农产品"农超对接"成果交流展销会，听取相关科普基地负责人介绍发展情况。

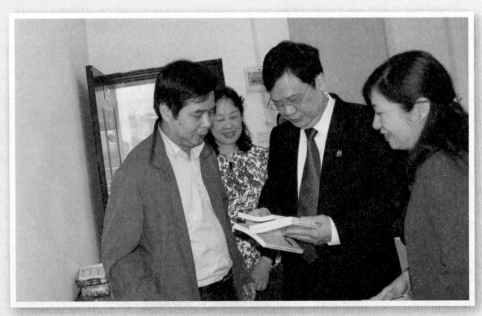

　　2013年2月，广西科协党组书记、副主席叶宗波（右二）到南方科技报社考察调研，详细了解农博士答疑系列丛书、家庭健康系列丛书等科普图书出版情况。

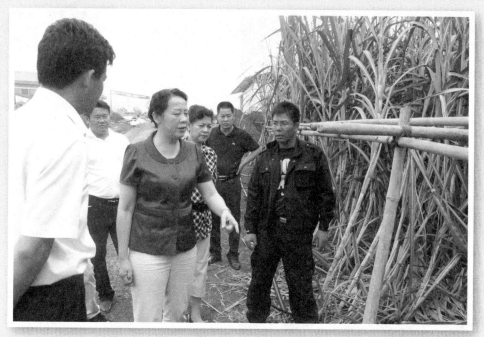

2012年8月，广西科协副主席方芳（右四）到崇左检查科普示范县创建工作，详细了解当地甘蔗生产情况。

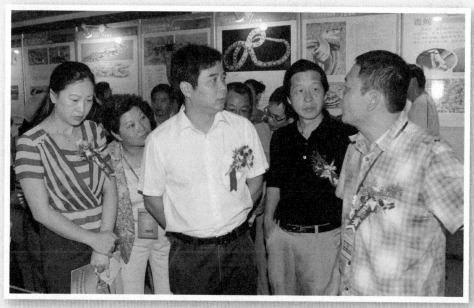

2012年10月，广西科协副主席朱东（前排右三）和广西科协科普部部长周蕙（左一）参观第22届广西科技大集"蛇文化"科普展，仔细向养蛇大户了解蛇产业发展前景。

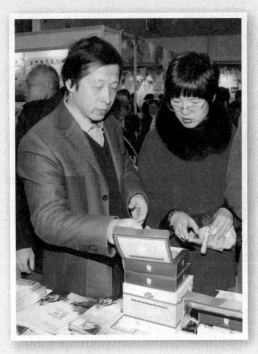

2011年12月，广西科协副主席梁春花（右）和时任南方科技报社总编辑江洪（左）参观广西科普惠农兴村计划优质农产品"农超对接"成果交流展销会，认真讨论如何把"科普惠农"工作不断引向深入。

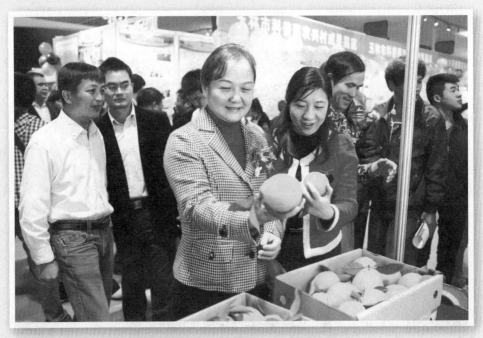

2012年12月，广西科协副巡视员李思平（前排左），南方科技报社社长、总编黎宁（前排右）参观2012广西"科普惠农兴村计划"优质农产品迎新春"农超对接"洽谈展销会，了解科普基地展出的优质农产品。

# 目录

## 家禽类

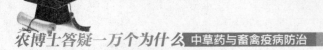

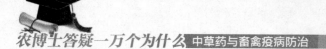

# 家畜类

目录

259. 如何用中草药防治牛阴道出血？/ 124

260. 如何用中草药防治牛阴道脱出？/ 124

261. 如何用中草药防治牛产后瘫痪？/ 124

262. 如何用中草药防治牛产后子宫复旧不全？/ 125

263. 如何用中草药防治牛子宫内膜炎？/ 125

264. 如何用中草药防治牛胎衣不下？/ 126

265. 如何用中草药防治牛乳房炎？/ 127

266. 如何用中草药防治牛漏乳症？/ 128

267. 如何用中草药防治犊牛消化不良？/ 129

268. 如何用中草药防治犊牛腹泻？/ 129

第七章 **中草药防治羊病** / 129

270. 如何用中草药防治羔羊痢疾？/ 130

271. 如何用中草药防治羊传染性脓疱？/ 130

272. 如何用中草药防治羊痘病？/ 131

273. 如何用中草药防治羊破伤风？/ 131

274. 如何用中草药防治羊支原体肺炎？/ 131

275. 如何用中草药防治羊传染性胸膜肺炎？/ 131

276. 如何用中草药防治羊传染性结膜炎？/ 132

277. 如何用中草药防治羊螨病？/ 132

278. 如何用中草药防治羊梨形虫病（焦虫病）？/ 132

279. 如何用中草药防治羊口炎？/ 133

280. 如何用中草药防治羊前胃疾病？/ 133

281. 如何用中草药防治羊前胃弛缓？/ 133

282. 如何用中草药防治羊瘤胃臌气？/ 133

283. 如何用中草药防治羊瘤胃积食？/ 133

284. 如何用中草药防治羊瓣胃阻塞？/ 134

285. 如何用中草药防治羊瘤胃酸中毒？/ 134

286. 如何用中草药防治羊异食癖？/ 134

287. 如何用中草药防治羊风寒感冒？/ 134

288. 如何用中草药防治羊喘症？/ 135

289. 如何用中草药防治羊惊风？/ 135

290. 如何用中草药防治羊风湿症？/ 135

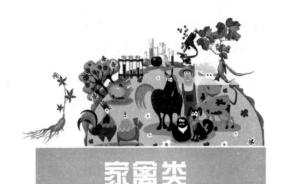

## 家禽类

### 第一章　中草药防治鸡病

**1. 如何用中草药防治鸡新城疫？**

方一：韭菜 75 克，猪油 50 克。拌料饲喂。本方主要功效是温中行气，解毒散瘀。用本方治疗新城疫初期病鸡，半天内可好转；再继续喂去皮捣烂的鲜仙人掌，每只鸡每次 3 克，每日 1 次，连喂 2 天，可治愈。

方二：地鳖虫 20～25 只。每只鸡一次投喂。本方主要功效是化瘀止痛，败毒理伤。本方在病初期有效，严重的每天早晚各喂 1 次，再喂鱼肝油 1 粒效果更好。在新城疫流行时，可用此方预防。

方三：鼠粪、煤油。将鼠粪浸泡在煤油中 10～12 小时，然后喂鸡。预防用量，0.5 千克重的鸡，每次喂 5～7 粒；治疗量适当增大。本方主要功效：活血止痛，化瘀止血。用本方能有效防治新城疫。

方四：60 度白酒 5～20 毫升，拌料饲喂。幼鸡每 500 克饲料拌酒 5～10 毫升，成鸡 15～20 毫升。主要功效是健脾开胃，可提高鸡的抗病能力，预防新城疫，冬天还可以多产蛋。

方五：土黄连 4 份，山豆根 6 份，绿豆 8 份，仙人掌或仙人球 4 份（去皮打碎），小苏打和雄黄 1 份。研碎，温匀，拌料，成鸡每天喂 2～4 克，小鸡减半。本方主要功效是清热解毒，利咽消肿。对已感染的鸡群，用此药掺面粉制成蚕豆大的药丸，每只鸡早晚各喂 2～3 丸，连喂 3 天即见效。土黄连，别名

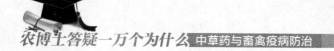

鸡足黄连、三颗针，为小檗科植物九莲小集或湖北小檗的根或茎叶；味苦，性大寒；功效清热解毒，利尿，治腹泻、赤痢、火眼赤痛、齿龈肿痛、咽喉炎、热淋、痄腮、丹毒、湿疹。

方六：大蒜、香油适量。每天喂 3 次。本方主要功效为解毒，理肺。在发病初期使用有效。病初喂药 1 天，重症服 3 天可减轻症状。再继续用雄黄粉 3 克、白矾粉 3 克、绿豆粉 4 克、黄连 2 克拌饭做成黄豆大颗粒，每只鸡喂 3～4 粒。

方七：巴豆、米壳、皂角各 50 克，雄黄 20 克，香附、鸦胆子各 100 克，鸡矢藤 25 克，韭菜（鲜）、钩吻（鲜）各 250 克，了哥王（鲜）1000 克，狼毒 100 克，血见愁（鲜）500 克。共为末，过筛，按每千克体重用药 1 克。以少许白酒或红糖为引，加凉开水 5 毫升，调和灌服，每天 3 次。本方主要功效是祛风消肿，活血解毒。用本方治疗病鸡，3 天后诸病状明显减轻，第 5 天痊愈。

方八：肉桂 150 克，滑石 150 克，神曲 120 克，桂皮 60 克，川芎 60 克，良姜 60 克，乌药 30 克，枳壳 30 克，巴豆 230 克，甘草 30 克，党参 30 克，车前子 25 克，朱砂 30 克，白蜡 30 克，蜈蚣 6 条，全蝎 4 条，生姜 100 克。将上述中药用纱布包好，加水 3 千克，放小麦（或高粱）10 千克，一起用文火煎熬，待小麦将药汁全部吸干，将小麦粒取出晾凉后，倒入 50 度左右白酒 500 毫升和碾碎的土霉素 5 片，搅拌均匀。每只鸡喂服药麦 100 克，小鸡适量减少。若鸡食欲废绝，可人工灌服。本方主要功效是温经通脉，祛痰利咽。用本方防治鸡新城疫效果很好。如果没有小麦、高粱，也可用药汁拌米饭喂鸡，关键是使药汁浸透食物让鸡吃下。药麦不能放置时间过长，否则药汁会蒸发而降低药效。此药对鸡的其他疾病如禽霍乱等也有明显疗效。

方九：马兰草。捣烂后捏成拇指大的丸剂，每只鸡服 1 丸，仔鸡丸略小些。本方主要功效是清热凉血，利湿解毒。本方应使用新鲜的马兰草嫩尖。若加入少量的满天星效果更好。

方十：仙人掌 10 克，蛇床子 10 克。用香油或猪油调匀，每天喂服 3 次。本方主要功效是清热解毒，散瘀消肿。适用于治疗新城疫初期病鸡。如未痊愈，再用绿豆粉拌明矾粉，加仙人掌、蛇床子各 20 克，捣碎，拌匀，与冷水调成糊状，每天 3 次，每次 2 汤匙，连喂 1 周，即可好转、痊愈。

以下几种方法预防鸡新城疫也有良好效果：①0.5 千克生石灰，加 5 千克水调匀，滤去渣，泡米 2.5～4 千克，12 小时后捞起阴干喂鸡。②0.25 千克醋酸与 0.5 千克麦麸均匀混合，在鸡瘟流行前，连续喂鸡 7 天。③每只病鸡用大蒜 1 瓣，捣碎后加花生油拌和喂服，每天 2 次，直至病好为止。

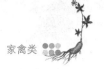

## 2. 如何用中草药防治鸡传染性法氏囊病?

方一:黄连 100 克,黄芩 100 克,黄柏 100 克,大黄 100 克,当归 100 克,栀子 100 克,白芍 200 克,诃子 50 克,甘草 150 克。煎水后饮服,连用 4 天。本方主要功效清热利湿,凉血解毒。用本方治疗鸡传染性法氏囊病,连用 4 天,病情基本得到控制,7 天后基本痊愈。根据病情可酌加板蓝根、连翘、黄芪等。

方二:生石膏 130 克,生地、板蓝根各 40 克,赤芍、丹皮、栀子、玄参、黄芩各 30 克,连翘、黄连、大黄各 20 克,甘草 10 克。将药在凉水中浸泡 1.5 小时,然后加热至沸,文火煎 15~20 分钟,得药液 1500~2000 毫升。复煎 1 次,药液合并混匀,供 300 只鸡 1 天饮服。给药前断水 1.5 小时。本方主要功效清热凉血,养阴生津。用本方防治鸡传染性法氏囊病效果显著。

方三:大青叶、板蓝根、连翘、金银花、甘草、柴胡、当归、川芎、紫草、龙胆草、黄芪、黄芩各 60 克。以上药材浸泡后煎熬,取汁让鸡自由饮水或自由采食,用于防治 1000~2000 只鸡,一般饮水 1~2 次即可;治疗量可略大,病鸡可滴鼻、灌服。亦可将药材粉碎,再按 1%~2% 比例拌料混饲。本方主要功效清热解毒,活血行气。用本方预防传染性法氏囊病,效果满意;治疗发病肉鸡,约 1 周可达到防治效果。本方对传染性支气管炎、鸡痘也有一定的疗效。

方四:藿香、金银花、莱菔子、车前子、菊花、金钱草、黄芩各 1 份,黄连 0.5 份。以 100 羽计算,10 日龄之内上述中药各 10~15 克,20 日龄之内各 20~25 克,1 月龄以上各 40 克左右,尚可视病情酌情加减。每天 1 剂,每剂 3 煎,3 次药汁混合后分为 2 份,上、下午各 1 份,饮服或灌服。本方主要功效清热燥湿,理气利水。用本方 1 剂见效,但需续服至痊愈为止。本方专治法氏囊病,如有并发或继发疾病的,不在此列;使用本方治疗越早,效果越好。

方五:荆芥 300 克,防风 300 克,蒲公英 100 克。采用烟熏法。密封鸡舍,将药混合放入鸡舍内容器中点燃(注意将各药同时点着),烟熏 1 小时,再打开鸡舍通风排烟。本处方量为 100 立方米空间用药量。本方主要功效发表散风,透疹消疮。本方熏 14 日、21 日、28 日龄鸡,一次可达到预防效果。治疗剂量应加倍,烟熏时间延长 0.5 小时。

方六:党参 30 克,黄芪 30 克,蒲公英 40 克,金银花 30 克,板蓝根 30 克,大青叶 30 克,甘草(去皮)10 克,蟾蜍 1 只(100 克以上)。蟾蜍置砂罐中,加水 1500 千克煎沸,稍后加入其他中药,文火煎沸,放冷取汁,供 100 只中雏 1 天 3 次混饮或混饲。也可干燥制成粉末拌料,用量可减至 1/3~1/2。本方主要功效补中益气,清热解毒。用本方防治鸡传染性法氏囊病,效果不错。

方七：板蓝根、紫草、茜草、甘草各50克，绿豆500克。以上药物水煎，煎液拌料喂服，或一煎拌料、二煎饮水。重病鸡灌服，连用3天。本方主要功效清热解毒。用本方防治鸡传染性法氏囊病效果不错。

方八：党参100克，黄芪100克，板蓝根150克，蒲公英100克，大青叶100克，金银花50克，黄芩30克，黄柏50克，藿香30克，车前草50克，甘草50克。将上述药物装入砂罐内用凉水浸泡30分钟后煎熬，煎沸后文火煎半小时，连煎2次。混合药液浓缩至2000毫升左右。给鸡群自饮，对病重不饮水的鸡用滴管灌服，每次1~2毫升/只，每天3次。本方主要功效补中益气，清热解毒。用本方防治鸡传染性法氏囊病效果显著。在治疗期间，配合口服补液盐饮水（氯化钠3.5克、碳酸氢钠2.5克、氯化钾1.5克、葡萄糖20克，水2500~5000毫升）更好。

### 3. 如何用中草药防治鸡传染性喉气管炎？

方一：麻黄、知母、贝母、黄连各30克，桔梗、陈皮各25克，紫苏、杏仁、百部、薄荷、桂枝各20克，甘草15克。水煎3次，合并药液，供100只成鸡混饮，每天1剂，连用3剂。本方主要功效清热解毒，宣肺化痰。用本方治疗鸡传染性喉气管炎，治愈后的蛋鸡能很快恢复产蛋率。

方二：金银花80克，连翘80克，板蓝根80克，蒲公英45克，紫花地丁45克，射干30克，山豆根30克，麻黄35克，杏仁35克，桔梗30克，甘草30克。水煎取汁1000毫升，供100只鸡饮用，每天1次，连用1~3次。病重者用滴管灌服。本方主要功效清热解毒，宣肺利咽。对用抗生素治疗收效甚微的病鸡，用本方后可很快控制病情。

方三：麻黄、苏子、半夏、前胡、桑皮、杏仁、厚朴、木香、陈皮、甘草各60克。以上药物共煎取汁，供2000只中鸡自由饮用，连用3~4天。本方主要功效宣肺平喘。用本方治疗已用复方支原净治疗无效的AA鸡传染性喉气管炎，自饮3天后病情得到控制，效果不错。本方还可用于治疗鼻炎、上呼吸道疾病等。

方四：黄连30克，黄柏30克，黄芪20克，板蓝根30克，大青叶40克，穿心莲50克，甘草50克，桔梗50克，杏仁60克，麻黄50克。混匀粉碎，过80目筛，按每羽每次1.5克拌料喂服或投服，每天2次。本方主要功效清热泻火，止咳化痰。用本方治疗蛋鸡传染性喉气管炎，5天后可治愈，10天后产蛋率开始回升。

方五：牛黄、蟾酥、硼砂、板蓝根、胆汁等（人用方，喉症丸成药），制成丸剂投服。小鸡轻症每次1~2粒，每天2次；大鸡重症每次6~10粒，每

天2次，连用3天。本方主要功效清热解毒，消肿止痛。用本方防治鸡传染性喉气管炎效果不错。

方六：石决明、大黄、黄芪、黄芩、栀子各50克，草决明、龙胆草各20克，甘草15克。以上药物共煎取汁，供500只鸡饮用。本方主要功效清热解毒，清肝明目。用本方治疗鸡传染性喉气管炎效果不错。本方适用于眼型病鸡。

方七：猪胆汁100毫升，山豆根、射干、牛蒡子、地榆、血余炭各50克，玄参、麦冬、板蓝根、紫苏子、桔梗各30克。将以上药物研成细粉，加猪胆汁拌匀，阴干，装入棕色瓶中备用。用时取药粉吹入喉中，成鸡每只每次0.3～0.5克，雏鸡0.1～0.2克。本方主要功效止咳平喘，止血祛瘀。用本方防治鸡传染性喉气管炎效果不错。本方适用于喉型病鸡。

方八：猪胆汁50毫升，黄连、青黛、薄荷、僵蚕、白矾、朴硝各15克。各药研细，拌入胆汁混匀阴干，成年鸡每次0.2～0.4克，一月龄以下小鸡每次0.1～0.2克，用小竹片将药放入鸡喉头部，每6小时用药1次。本方主要功效清热解毒，益肺润燥。用本方能有效治疗鸡传染性喉气管炎。也可用"六神丸"治疗，成鸡每次1粒，幼鸡酌减，每天2次。

方九：知母、桑白皮、黄芩各160克，杏仁、苏子各150克，半夏130克，前胡、木香、牛蒡子、麻黄各120克，甘草75克。以上药物共煎取汁，供500只鸡1天饮用。本方主要功效宣肺泄热，降气平喘。用本方防治鸡传染性喉气管炎效果不错。本方适用于气喘型病鸡。

方十：板蓝根300克，大青叶300克，蒲公英180克，荆芥300克，防风300克，桔梗180克，远志180克，麻黄180克，山豆根180克，白芷180克，甘草120克。煎汁，加食用糖150克、维生素C 2.4克，供800只体重1.5千克左右鸡早晚各1次饮服（小鸡减半），药渣研末拌料，每天1剂，连服5剂。本方主要功效清热解毒，止咳平喘。用本方防治鸡传染性喉气管炎，效果不错，产蛋鸡经25天左右，产蛋率明显上升。症状消失后立即注射鸡传染性喉气管炎疫苗，并消毒圈舍。

方十一：玄参10克，桔梗6克，牛蒡子10克，浙贝母10克，射干10克，马兜铃12克，瓜蒌10克，大青叶10克，板蓝根10克，芦根10克，牛膝12克，紫草6克。以上药共煎取汁，供总体重50千克鸡群自由饮用。本方主要功效清火解毒，降火下痰，利咽消肿。用本方防治100日龄三黄鸡传染性喉气管炎，每天1剂，连用3天痊愈。治疗50日龄麻鸡，治疗3天痊愈。

## 4. 如何用中草药防治鸡传染性支气管炎？

方一：车前子、白头翁、黄芪、金银花、连翘、板蓝根、桔梗各200克，麻黄 80 克。水煎，供 1000 只鸡早晚两次饮服，连用 3～5 天。本方主要功效清热解毒，清肺化痰。用本方防治肾型传染性支气管炎，效果显著。

方二：金银花 150 克，连翘 200 克，板蓝根 200 克，车前子 150 克，五倍子 100 克，秦皮 200 克，白茅根 200 克，麻黄 100 克，款冬花 100 克，桔梗 100 克，甘草 100 克。煎 2 次，合并煎液，供 1500 羽鸡分上、下午两次喂服。每天 1 剂。本方主要功效清热解毒，止咳平喘。用本方治疗 30 日龄白羽肉鸡肾型传染性支气管炎，连用 3 剂，效果不错。由于病鸡脱水严重，体内钠、钾离子大量丢失，应给足饮水，并添加口服补液盐或其他替代物。

方三：鲜伸筋草 150 克。洗净切细，拌料喂 100 只 14 日龄病雏。干品减半，水煎取汁饮用。本方主要功效祛风除湿，舒筋活络。用本方防治鸡传染性支气管炎，取得良好效果。

方四：板蓝根 250 克，大青叶 100 克，鱼腥草 250 克，穿心莲 200 克，黄芩 250 克，蒲公英 200 克，金银花 50 克，地榆 100 克，薄荷 50 克，甘草 50 克。水煎取汁或开水浸泡拌料，供 1000 只鸡 1 天饮服或喂服，每天 1 剂。本方主要功效清热解毒。本方对呼吸型和肾型传染性支气管炎都有良好效果，一般经 3 天好转。如病鸡痰多、咳嗽，可加半夏、桔梗、桑白皮；粪稀，加白头翁；粪干，加大黄；喉头肿痛，加射干、山豆根、牛蒡子；热象重，加石膏、玄参。

方五：金银花 15 克，连翘 35 克，板蓝根 35 克。水煎成 150 毫升，一次喷雾，每天 2 次。本方主要功效清热解毒，凉血利咽。用本方防治鸡传染性支气管炎，每只按金银花、连翘、板蓝根各 0.25 克的比例，水煎药液拌料饲喂，每天 2 次，连用 4 天，可恢复正常。

方六：麻黄 300 克，大青叶 300 克，石膏 250 克，炙半夏 200 克，连翘 200 克，黄连 200 克，金银花 200 克，蒲公英 150 克，黄芩 150 克，杏仁 150 克，麦冬 150 克，桑白皮 150 克，菊花 100 克，桔梗 100 克，甘草 50 克。煎汁拌料，供 5000 只雏鸡 1 天服用，连用 3～5 天。也可按每只雏鸡每天 0.5～0.6 克的用量，粉碎后开水浸泡后拌料饲喂。本方主要功效清宣肺热，止咳平喘。本方用于防治鸡传染性支气管炎效果显著。

方七：射干 6 克，麻黄 9 克，生姜 9 克，细辛 3 克，紫菀 6 克，款冬花 6 克，大枣 3 枚，半夏 9 克，五味子 3 克。加水 12 千克，麻黄先煮两沸，再加余药，煮取 3 千克，分 4 次给 100 羽鸡饮服。本方主要功效止咳平喘，降气消痰。用本方防治病鸡有呼吸急促、伸颈、张口呼吸、喉中有鸣声、咳嗽、鼻腔中少有分泌物、昏睡、怕冷等症状者有良好的效果。

方八：紫菀、细辛、大腹皮、龙胆草、甘草各 20 克，茯苓、车前子、五

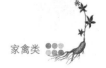

味子、泽泻各 40 克，大枣 30 克。研末，过筛，按每只每天 0.5 克，加入药量 20 倍的 100℃ 开水浸泡 15 ~ 20 分钟，再加入适量凉水，分早、晚两次饮用。饮药前断水 2 ~ 4 小时，2 小时内饮完。本方主要功效润肺化痰，逐水消肿。本方用于治疗鸡肾型传染性支气管炎，效果显著，连用 4 天即愈。

方九：白果 9 克（去壳砸碎炒黄），麻黄 9 克，苏子 6 克，甘草 3 克，款冬花 9 克，杏仁 9 克，桑白皮 9 克，黄芩 6 克，半夏 9 克。加水煎汁，供 100 只羽鸡 2 次饮用。本方主要功效宣肺降逆，清热化痰。用此方防治病鸡有呼吸气粗、鼻腔中有分泌物、不怕冷、面声等症状者，效果不错。

方十：板蓝根、金银花各 250 克，白头翁、萹蓄、瞿麦、黄芪、山药、茵陈、甘草各 170 克，车前子、木通各 140 克，炒神曲、炒苍术各 80 克。研末，供 1000 只鸡 1 天分 2 次拌料喂服，连用 5 天。本方主要功效清热解毒，补气升阳。用本方防治鸡肾型传染性支气管炎效果显著，且对肾脏刺激性小。也可同时用西药预防并发感染。

## 5. 如何用中草药防治鸡痘？

方一：野菊花 50 克，连翘 50 克，金银花 60 克，黄连 20 克，黄柏 60 克，蒲公英 50 克，紫花地丁 50 克，柴胡 50 克，白芷 50 克，板蓝根 50 克。煎水，供 100 千克病鸡自饮或灌服。本方主要功效解表散风，消肿排脓。用本方防治鸡痘收到很好的疗效。预防本病可用鸡痘疫苗预防接种，加强卫生管理，栏舍用苍术、艾叶、皂角加少许硫黄熏蒸消毒。

方二：板蓝根 75 克，麦冬 50 克，生地 50 克，丹皮 50 克，连翘 50 克，莱菔子 50 克，知母 25 克，甘草 15 克。水煎制成 1000 毫升药液，供 500 只鸡拌料混饲或灌服。本方主要功效清热解毒，凉血消斑。本方适用于黏膜型鸡痘。

方三：龙胆草 90 克，板蓝根 60 克，升麻 50 克，金银花 40 克，野菊花 40 克，连翘 30 克，甘草 30 克。加工成细粉，按每只鸡每天 1.5 克拌入饲料内分上、下午集中喂服。本方主要功效清热燥湿。用本方防治混合型鸡痘，同时配合西药，饮 0.4% 盐酸吗啉胍水溶液，连用 5 天，饮水中可加丁胺卡那霉素防止继发感染，饲料内增加多种维生素、鱼肝油，增强抗病力，促进愈合，连用 5 天治愈。

方四：荆芥 9 克，防风 9 克，薄荷 9 克，蒲公英 15 克，黄芩 12 克，栀子 12 克，大黄 10 克，川芎 9 克，赤芍 9 克，甘草 10 克。水煎取汁供 50 只鸡饮服或粉碎拌料喂服。本方主要功效疏风解表，消肿透疹。用本方防治鸡痘 7 ~ 10 天后治愈。在多发季节可用本方预防。

方五：紫草 60 克，龙胆末 30 克，明矾 60 克。先将紫草用水浸泡 20 分钟，再用文火煎 1 小时，过滤去渣取汁，加入明矾和龙胆末，再用慢火熬 20 分钟，供 100 只羽鸡每天早、晚两次喂服。本方主要功效凉血活血，解毒透疹。用本方防治鸡痘效果很好。

方六：栀子 100 克，丹皮 50 克，黄芩 50 克，金银花 80 克，黄柏 80 克，板蓝根 80 克，山豆根 50 克，苦参 50 克，白芷 50 克，皂角 50 克，防风 50 克，甘草 100 克。按每只鸡每天 0.5 ~ 2 克水煎取汁，拌料混饲，连用 3 ~ 5 天。本方主要功效清热解毒，燥湿透疹。此方适用于皮肤型鸡痘。

方七：黄芪 30 克，肉桂 15 克，槟榔 30 克，党参 30 克，贯众 30 克，何首乌 30 克，山楂 30 克。加水适量煮沸 30 分钟，取汁供 50 只大鸡拌料喂服或饮水，每天 2 ~ 3 次。本方主要功效清热解毒，透疹消肿。用本方防治鸡痘，一般 2 ~ 3 剂治愈。

方八：金银花、连翘、板蓝根、赤芍、葛根各 20 克，蝉蜕、甘草、桔梗、竹叶各 10 克。水煎取汁，供 100 只鸡混饲或混饮，连用 3 天。本方主要功效疏风散热，透疹止痛。本方适用于混合型鸡痘。

方九：金银花 20 克，连翘 20 克，薄荷 15 克，蝉蜕 15 克，延胡索 10 克，柽柳 10 克。水煎成 500 毫升，供自由饮用或拌入当日饲料，轻症连用 3 ~ 5 天，重症连用 5 ~ 7 天。本方主要功效疏风散寒，升散透疹。用本方防治鸡痘效果不错。

方十：菜籽油 5 克。涂抹患部，早晚各 1 次，连涂 2 ~ 3 天。涂抹前用镊子将其皮肤上的结痂剥离，伤口涂上碘酊或紫药水。本方主要功效敛疮生肌。本方用于皮肤型鸡痘效果显著。

方十一：金银花 70 克，栀子 90 克，板蓝根 70 克，丹皮 70 克，山豆根 80 克，白芷 60 克，防风 70 克，桔梗 50 克，黄芩 70 克，黄柏 80 克，升麻 100 克，葛根 50 克，紫草 60 克，甘草 80 克。共为细末，按每只鸡 1 ~ 2 克投服或拌料喂服。本方主要功效清热解毒。用本方防治鸡痘，一般用药 2 ~ 4 天即愈。

以下几方也能有效防治鸡痘：①鲜苦楝树叶垫鸡笼或鸡舍，把鸡关在笼内或鸡舍内 2 ~ 3 天，待鸡痘痂皮自然脱落；②旱烟油加酒精调成糊状，早、晚擦患部，连用 2 ~ 3 天；③大蒜（去皮）捣烂或生石灰水澄清液拌饲料喂鸡，连用 2 ~ 3 天；④生茶油或生菜油擦患处，每天 1 次，连用 2 ~ 3 天；⑤蟾蜍浆或跌打万花油或碘酒涂患处，每天 2 次，连用 2 ~ 3 天；⑥扁豆叶揉汁，喂鸡或擦患处，每天 1 ~ 2 次，连用 3 ~ 4 天；⑦生桐油 10 份，青黛 1 份，冰片 2 份。先将桐油烧热，再加入青黛和冰片，调成糊状擦患处，连用 7 天。

## 6. 如何用中草药防治鸡减蛋综合征？

方一：牡蛎 60 克，黄芪 100 克，蒺藜、山药、枸杞子各 30 克，女贞子、

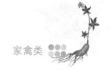

菟丝子各20克，龙骨、五味子各15克。共研细末。按日粮的3%～5%比例添加，拌匀，再加入50%～70%的清洁常水，拌混后饲喂，每天2次，连用3～5天为一疗程。本方主要功效清热解毒。用本方防治鸡减蛋综合征，喂药后给予充足饮水，一般2个疗程可治愈。

方二：黄连、黄柏、黄芩、金银花、大青叶、板蓝根、黄药子、白药子各30克，甘草50克。将上药加水5000毫升煎汁，加白糖1千克，供500只鸡一次饮服。每天1剂，连用3～5剂。本方主要功效清热解毒，凉血止血。用本方防治鸡减蛋综合征收到满意疗效，可有效恢复产蛋率。

### 7. 如何用中草药防治鸡淋巴性白血病？

黄芪、猪苓、薏苡仁、当归、淫羊藿、麦冬、丹参、郁金、茵陈、木香、艾叶、瓜蒌。粉碎过20目筛，按每羽鸡每天1.5克拌入饲料内喂服。个别减食鸡直接投服，7天为一疗程。本方主要功效疏肝健脾，活血化瘀。用本方防治鸡淋巴性白血病，连用2个疗程治愈，8周后产蛋率基本恢复。为提高产蛋率，又在原方的基础上稍作了调整，重用补中益气类药，效果更好。

### 8. 如何用中草药防治鸡肿头综合征？

黄连、玄参、陈皮、桔梗各1千克，黄芪、板蓝根、连翘各2千克，马勃、牛蒡子、薄荷、僵蚕、升麻、柴胡、甘草各500克。混合后分3份，每天1份，水煎2次，将药液分早、晚2次供3000只鸡饮用，重症者灌服。药渣烘干粉碎拌料。本方主要功效清热解毒，疏风消肿。用本方防治鸡肿头综合征，用药后的第2天下午，病鸡头部大多消肿，精神好转，3天后痊愈。

### 9. 如何用中草药防治鸡白痢？

方一：防风子。研磨，洒一点凉开水，内服，每次1克，每天2次，连服2天。本方主要功效发表祛风，胜湿止痛。用本方防治鸡白痢，效果不错。为了防止脱水，可自由饮5%糖水。

方二：鲜地锦草9份，鲜墨汁草4份。取3千克鲜草，切成10厘米左右长度，加水煎煮2次，供200只鸡，连用5～7天。本方主要功效清热解毒，凉血止痢。用本方防治雏鸡白痢，用药7天后全部治愈。

方三：白头翁、马齿苋、马尾连、诃子各15%，黄柏、雄黄、滑石粉、藿香各10%。研碎混匀，按每只鸡0.5克，与少量面粉混合制成面团填喂。预防按3%比例拌料混饲。本方主要功效清热解毒，凉血止痢。用本方防治耐药性鸡白痢，用药3天后鸡群稳定，无新的病鸡出现，7天后全群康复。

方四：马齿苋90克，白头翁80克，黄柏80克，五倍子50克，罂粟壳50克，甘草30克。加水10千克煎汤，供1000只鸡自饮，每天2次。本方主要功效健脾理气，疏肝和胃。用本方防治经多种西药治疗无效的 AA 肉鸡白痢，6 剂治愈。发病初期可加穿心莲、郁金，病程较长者可加黄芪、白芍。本方也可加减用于仔猪白痢、家畜胃肠炎。

方五：白头翁、黄连、黄芩、黄柏、苍术各 20 克，诃子肉、秦皮、神曲、山楂各 25 克。共研细末，雏鸡按 0.5% 的比例混饲。预防量减半。本方主要功效清热化湿，健脾和胃。用本方防治雏鸡白痢效果不错。

方六：蒲公英 10 份，甘草 3 份。粉碎，按 2% 添加于雏鸡日粮中混饲，出雏后连喂 3 周。本方主要功效清热解毒，和中止痢。本方对支原体病也有较好的效果，尤其适用于对痢特灵、土霉素产生耐药性的鸡。

方七：黄连 40 克，黄芩 40 克，黄柏 40 克，金银花 50 克，桂枝 45 克，艾叶 45 克，大蒜 60 克，焦山楂 50 克，陈皮 45 克，青皮 45 克，甘草 40 克。水煎取汁，供 10 日龄 1000 羽雏鸡每天 3 次拌料并饮服，每天 1 剂，连用 5～7 天。本方主要功效清热解毒，健脾止泻。用本方防治经多种西药治疗无效的依莎雏鸡白痢，服药第 2 天即停止死亡。服药第 3 天，病鸡开始采食，1 周后痊愈。雏鸡 3 周龄前每周用药 1 次，1～5 月龄每月用药 1 次，即可有效地预防鸡沙门菌病。

方八：大蒜 20 克，食醋 100 毫升。大蒜去皮捣烂，放入食醋中泡 1～2 月。临用前用水稀释 4 倍。每只鸡每次滴服 0.5～1 毫升，每天 3 次，连喂 3～5 天。本方主要功效行气暖胃，运脾止泻。用本方防治鸡白痢，效果不错。大群喂，可混在饲料中。长期喂不仅可防病，还可提高食欲，促进生长。

方九：白术 15 克，白芍 10 克，白头翁 5 克。以上药物研细过筛，雏鸡按每只每天 0.2 克拌料混饲，连用 7 天。本方主要功效清热燥湿，凉血止痢。用本方防治鸡白痢效果不错。

方十：大蒜 5～10 头，鲜马齿苋 250～1000 克。切碎或捣成泥，拌入饲料内喂服。在雏鸡开食第 3 天，每 100 只每天用大蒜 5～6 头（约 33 克）、鲜马齿苋 250 克，分 6 次饲喂；第 5 天大蒜为 3 头，鲜马齿苋为 500～1000 克，以后随日龄增大逐渐增加用量。本方主要功效清热解毒，凉血止痢。用本方防治雏鸡白痢效果显著。

方十一：白酒 100 毫升，红糖 50 克。调匀，每 2～4 只鸡服 1 汤匙，每天 2 次，连服 2～4 天。本方主要功效止痢。用本方防治鸡白痢，2～4 天后逐渐痊愈。本法为民间土法，简便易行，效果显著。

方十二：白头翁 15 克，马齿苋 15 克，黄柏 10 克，雄黄 10 克，诃子 15 克，滑石 10 克，藿香 10 克。混合粉碎成末，可供 1000 只雏鸡服用 1 天。将药物用开水浸泡 20 分钟，将药汁兑入饮水中，药渣拌入饲料中喂给，连用

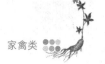

4～5天。预防量减半。本方主要功效清热解毒，燥湿止泻。用本方防治鸡白痢有良好效果。

方十三：蛇床子150克，吴茱萸50克，硫黄35克。捣成粉末，再掺入玉米粉或稻谷粉500克混匀，再混入50千克精饲料中投喂至愈。本方主要功效温中燥湿，助阳止泻。投药1天后，病雏的白痢逐渐消失，而且能使雏鸡食欲旺盛。在饲喂本药的同时，用1%明矾水作饮水，连饮3天。本方对鸡球虫也有良好效果，对雏鸡的禽霍乱、禽伤寒等有一定的预防效果。

## 10. 如何用中草药防治禽霍乱？

由于长期大剂量使用抗生素治疗禽霍乱，易使巴氏杆菌产生耐药性。而使用中药治疗禽霍乱，不仅效果好，而且安全节约，无副作用。

方一：泽漆。鲜品每只鸡每天8克，干品2克，煎汁拌入饲料中饲喂。本方主要功效行水解毒。用本方煎汁拌料（不喂其他药物，不进行禽霍乱免疫注射）。经5个月观察，均未发生禽霍乱。

方二：雄黄、白矾、甘草各30克，金银花、连翘各15克，茵陈50克。粉碎研末拌入饲料投服，每只鸡每次0.5克，每天2次，连用5～7天。本方主要功效清热燥湿，祛风止泻。用本方防治禽霍乱，效果不错。本方也可治疗鸭禽霍乱。

方三：龙胆草、地丁草、紫草、鱼腥草、仙鹤草、甘草各等份。共研为末，加2倍量面粉糊，搓成黄豆大药丸晒干备用。出现个别病鸡时即可投服，成年鸡4～5丸，幼鸡减半，每天2次，连服7天，也可用药物粉剂拌饲料直接喂服，每1千克饲料拌药10克。本方主要功效清热燥湿，利尿通淋。用本方防治鸡巴氏杆菌病效果不错，预防有效率达92%。

方四：黄芩25克，贯众15克，葛根80克，紫草50克，黄连70克，板蓝根20克，穿心莲30克。水煎成2000毫升，加红糖200克、大蒜汁少许，待温后供750只成鸡饮用，每天1剂，每剂煎服3次。本方主要功效清热解毒，透疹止泻。使用本方防治禽霍乱，用药2天后病鸡症状减轻，至第5天后症状基本消失。

方五：藿香30克，黄连30克，大黄30克，苍术60克，黄芩30克，乌梅60克，厚朴60克，黄柏30克，板蓝根80克。大黄、乌梅分别研末另包，余药共研细末，根据病情混合，拌入饲料喂服。成鸡治疗量为每只每次1～1.5克，预防量减半，每天2次。本方主要功效清热解毒，泻火燥湿。用本方防治禽霍乱，效果不错。病初用大黄不用乌梅，出现腹泻3日，用乌梅不用大黄。预防时大黄、乌梅同用。

方六：茵陈、半枝莲、大青叶各100克，白花蛇舌草200克，生地150

克，藿香、当归、车前子、赤芍、甘草各50克。以上药物煎汤，在3天中供100只鸡分3~6次服用。本方主要功效清热利湿，解毒止泻。本方用于急性鸡霍乱，也可拌料进行群体预防。对慢性患病鸡用茵陈、大黄、茯苓、白术、泽泻、车前子各60克，白花蛇舌草、半枝莲各80克，生地、生姜、半夏、桂枝、白芥子各50克，煎汤，供100只鸡一次饮服。

方七：穿心莲6份，板蓝根6份，蒲公英5份，旱莲草5份，苍术3份。混合粉碎成细末，加适量淀粉，压制成片，每片含生药0.45克。每次3~4片。每天3次，连用3天。本方主要功效清热解毒，凉血消肿。本方适用于治疗慢性禽霍乱，效果不错。

方八：穿心莲、火炭母各60克，忍冬藤70克，黄芩45克，大青叶、桔梗40克，黄连须35克，甘草1克。煎水饮服，药汁拌料喂服，每天1剂，连喂8天，供200~300只鸡饮服。本方主要功效清热解毒，涩肠止泻。用本方防治鸡巴氏杆菌病效果显著。配合西药青霉素、链霉素和磺胺类药物，效果更好。或用藿香、黄连、黄芩、黄柏、大黄各30克，苍术、厚朴、乌梅各60克，板蓝根80克，研末，每次1~1.5克，每天2次，连喂3~5天。预防量减半。

## 11. 如何用中草药防治鸡伤寒？

方一：雄黄15克，甘草35克，白矾25克，黄柏25克，黄芩25克，知母30克，桔梗25克。碾粉，供100只成鸡一次拌料喂服，连服3天。本方主要功效清热解毒，缓急止泻。用本方防治鸡伤寒病，效果显著。混饲的同时，多饮水。

方二：白头翁50克，黄柏20克，黄连20克，秦皮20克，乌梅15克，大青叶20克，白芍20克。共研细末，混匀。前3天每只鸡每天1.5克，后4天每天1克，混入饲料中喂给，连续用药7天。病重不能采食者，人工投喂。本方主要功效清热解毒，凉血止痢。用本方适用伤寒病鸡。

方三：雄黄15克，甘草35克，白矾25克，黄柏25克，黄芩25克，知母30克，桔梗25克。碾碎，供100只鸡一次拌料喂服，连服3天。本方主要功效解毒燥湿，和中止泻。用本方防治种鸡伤寒病，未见死亡，且逐渐恢复，疾病得到控制。混饲的同时多饮清洁水。

## 12. 如何用中草药防治鸡副伤寒？

方一：黄连20克，黄芩20克，黄柏20克，焦山楂30克，栀子20克，五倍子20克，秦皮30克，甘草20克，金银花20克，肉豆蔻20克，陈皮30克，前胡20克，白头翁20克。水煎，分3次供300只21日龄雏鸡1日拌料兼

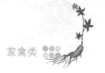

饮水，连用 3 天。1 月龄后至成鸡（5 月龄），每增加 1 月龄，剂量增加 0.3 倍。本方主要功效清热解毒，平喘止咳。用本方防治多种西药治疗无效的雏鸡沙门菌病，用药第 2 天鸡群停止死亡，第 3 天病鸡开始采食，1 周后痊愈。健康鸡群于 2 周龄左右及 5 ~ 6 月龄给药 1 次，能有效地防止该病发生。

方二：马齿苋、地锦草各 160 克，车前草 80 克。加水 3 千克，煎汁，供 600 只鸡 1 天饮服，连用 3 ~ 5 天。预防量减半。本方主要功效清热解毒，燥湿止痢。用本方防治禽副伤寒，效果显著。

方三：黄连 40 克，黄芩 40 克，黄柏 40 克，金银花 50 克，桂枝 45 克，艾叶 45 克，大蒜 60 克，焦山楂 50 克，陈皮 45 克，青皮 45 克，甘草 40 克。水煎，分 3 次供 10 日龄 1000 羽雏鸡拌料并饮水，每天 1 剂，连用 5 ~ 7 天。10 日龄至 5 月龄，日龄每增加 10 天，剂量增加 0.1 倍。本方主要功效清热解毒，健胃止泻。用本方防治鸡沙门菌病，用药 3 天，鸡群病情明显好转，继续用药 2 天，病鸡症状全部消失。预防：3 周龄前每周给药 1 次，1 ~ 5 月龄每月给药 1 次，即可有效地防止鸡沙门菌病的发生。

方四：马齿苋、地锦草、蒲公英各 20 克，车前草、金银花、凤尾草各 10 克。加水煎成 1000 毫升，供 100 只雏鸡 1 天自由饮用或拌料喂服，连服 3 ~ 5 天。本方主要功效清热解毒，利湿止泻。用本方防治鸡副伤寒，效果不错。

方五：血见愁 40 克，马齿苋 30 克，地锦草 30 克，墨旱莲 30 克，蒲公英 45 克，车前草 30 克，茵陈、桔梗、鱼腥草各 30 克。煎汁，按每只 10 毫升，让鸡自饮。预防量减半。本方主要功效清热解毒，活血消肿。用本方防治典型鸡副伤寒，3 小时见效。第 2 天控制住鸡群死亡，连用 2 ~ 3 天可愈。

## 13. 如何用中草药防治鸡大肠杆菌病？

方一：黄芩、大青叶、蒲公英、马齿苋、白头翁各 30 克，柴胡 15 克，茵陈、白术、地榆、茯苓、神曲各 20 克。水煎 2 次，取汁供 100 只鸡自饮或拌入饲料中饲喂，病重鸡灌服 10 毫升左右，连用 3 天。本方主要功效清热解毒，凉血止痢。本方预防和治疗蛋鸡和肉鸡大肠杆菌病，都有良好疗效。

方二：葛根 350 克，黄芩、苍术各 300 克，黄连 150 克，生地、丹皮、厚朴、陈皮各 200 克，甘草 100 克。研末拌料喂鸡，分 3 天喂完。供 700 只蛋鸡喂服。本方主要功效清热凉血，祛湿和中。用本方防治迪卡蛋鸡大肠杆菌病，用药 3 天后改用沙参麦门冬汤和平胃散，加：黄芪（重病用），每天每只 2 克，连用 6 天。诸症悉除，产蛋恢复。

方三：白头翁 0.8 克，黄连 0.8 克，黄柏 0.8 克，秦皮 0.8 克。煎汁，供 10 ~ 20 日龄鸡 1 天喂服。25 日龄后，每味药各 1.2 克。本方主要功效清热解毒，凉血止痢。本方用于病鸡初期无肾脏肿大时，一般服用 3 天后，鸡群死亡基本停止。出现肾脏肿大时，喂服加味小柴胡汤，20 日龄前每羽鸡每天用柴胡 0.4 克、黄芪 0.3 克、党参 0.3 克、半夏 0.3 克、甘草 0.3 克、生姜 0.4 克、大枣 0.3 克、车前子 0.5 克、蒲公英 0.5 克、萹蓄 0.5 克，20 日龄以后剂量加倍。

方四：苍术 50 克，厚朴、白术、干姜、肉桂、柴胡、白芍、龙胆草、黄芩、十大功劳各 25 克，木炭 100 克。按大鸡 3 ~ 5 克、小鸡 1 ~ 3 克拌料喂服，每天 2 次。食欲废绝鸡水调灌服，预防剂量减半或间断拌料喂服。本方主要功效疏肝解郁，健脾燥湿。用本方防治曾用痢菌净、土霉素、氟哌酸治疗效果不显著的病鸡，效果不错。

方五：黄连 450 克，黄柏 450 克，大黄 316 克。加水煎煮 2 次，合并煎液，稀释成 10 千克汤剂，自由饮用。或按每只鸡 1 克，每天 1 剂，连用 3 天。本方主要功效清热解毒，散瘀止泻。用本方防治雏鸡大肠杆菌病，3 天后病情完全控制，鸡群恢复正常。对于使用抗生素产生耐药性的病鸡，使用本方防治效果不错。

### 14. 如何用中草药防治鸡传染性鼻炎？

方一：辛夷 30 克，白芷 30 克，半夏 20 克，黄芩 20 克，葶苈子 20 克，桔梗 20 克，猪苓 15 克，泽泻 15 克，甘草 15 克，生姜 30 克。粉碎混匀，供 100 只鸡拌料喂服。对于严重不食的病鸡，水煎灌服，每只鸡 20 毫升。本方主要功效疏风散热，燥湿化痰。用本方防治鸡传染性鼻炎，效果不错。

方二：苍术、陈皮、贯众各 50 克，炙石决明、龙骨、松针、兔毛蒿各 10 克。研为细末，按 3% ~ 5% 添加在饲料中饲喂，7 ~ 10 天为一疗程，治疗时酌加用量。本方主要功效燥湿健脾，理气祛痰。用本方预防鸡传染性鼻炎效果不错。也可单用苍术按 2% ~ 5% 添加在鸡饲料中，并加入适量钙粉饲喂；或用丁香叶研细末，每次 1.5 ~ 3 克，水调，一次投服。

方三：辛夷花 200 克，苍耳子 200 克，防风 200 克，白芷 120 克，黄芩 300 克，桔梗 120 克，半夏 120 克，葶苈子 120 克，薄荷 120 克，生地 200 克，赤芍 200 克，茯苓 120 克，泽泻 120 克，甘草 120 克。粉碎，混匀按每只鸡每天 3 克用沸水浸泡 2 小时，取汁使每毫升含生药 1 克，一次加水饮服，重病用滴管灌服 3 ~ 4 毫升，药渣拌入料中喂服。本方主要功效通窍散瘀，渗湿化痰。用本方治疗鸡传染性鼻炎，用药 6 ~ 7 天，效果不错。配合西药畜禽康、硫酸链霉素注射液治疗，效果更好。

方四：白芷、防风、益母草、乌梅、猪苓、诃子、泽泻各 100 克，辛夷、桔梗、黄芩、半夏、生姜、葶苈子、甘草各 80 克。粉碎过筛，混匀，供 100 只鸡 3 天拌料喂服，连用 3 剂。预防量减半，间断喂服。本方主要功效解表化痰，通鼻开窍。用本方防治鸡传染性鼻炎，病情能得到良好的控制。

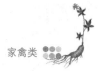

方五：夏枯草 210 克，白花蛇舌草 210 克，贯众 210 克，黄芩 180 克，桔梗 150 克，半夏 150 克，杏仁 120 克，陈皮 90 克，甘草 90 克，金银花 90 克，连翘 180 克，知母 120 克，板蓝根 350 克，鱼腥草 210 克，橘红 80 克。水煎，分 2～3 次供 1000 只鸡饮服，每天 1 剂，连用 3～5 天。本方主要功效清热解毒，宣肺止咳。本方适应证：采食量、饮水量减少，呼吸道有啰音（10%～30% 鸡只）；产蛋率下降，蛋壳质量下降，颜色变浅，拉黄白色水样稀粪。在本方基础上稍加变动可用于治疗非典型性新城疫、疑似禽流感、鸡传染性支气管炎、鸡传染性喉气管炎、鸡慢性呼吸道病、鸡传染性鼻炎等。粪稀，加穿心莲 240 克、黄柏 240 克、白头翁 300 克、黄连 150 克；流泪、肿胀，加草决明、石决明、黄柏、没药各 180 克；粪色绿，加茵陈、龙胆草各 300 克。为防止和控制病毒、细菌的混合感染和继发感染，在使用中药的同时饮水中加入复方利巴韦林（每克兑水 20～40 千克）和恩诺沙星（每克兑水 20 千克），每天 2 次，连饮 3～5 天。

方六：金银花 10 克，板蓝根 6 克，白芷 25 克，防风 15 克，苍术 15 克，黄芩 8 克，甘草 8 克，苍耳子 15 克。研细，成鸡每次 1～1.5 克，拌料喂服，每天 2 次。预防量减半。本方主要功效清热解毒，解表散风，消肿排毒。用本方防治鸡传染性鼻炎效果不错。

### 15. 如何用中草药防治鸡弧菌性肝炎？

枸杞子、白菊花、当归、熟地各 75 克，黄芩、葶苈子、柴胡、青葙子、草决明各 50 克。水煎，供 100 只成鸡 1 日拌料喂服，连服 12 天。本方主要功效养血保肝。用本方防治曾用土霉素等药治疗无效的病鸡效果显著，能使产蛋率回升。

### 16. 如何用中草药防治鸡葡萄球菌病？

方一：鱼腥草 90 克，连翘 45 克，大黄 40 克，黄柏 50 克，白及 45 克，地榆 45 克，知母 30 克，菊花 80 克，当归 40 克，茜草 45 克，麦芽 90 克。粉碎混匀，按每只鸡每天 3.5 克拌料喂服，4 天为一疗程。本方主要功效清热解毒，凉血止痢。用本方防治葡萄球菌病鸡，服药后 6 天控制病情，第 8 天症状完全消失。对氯霉素等抗生素治疗效果不明显的病鸡显出较好的疗效。

方二：金荞麦，按 0.2% 的比例拌料，连喂 3～5 天。预防则按 0.1% 的比例拌料连喂 3 天。本方主要功效清热解毒，清肺排痰，排脓消肿，祛风化湿。可使用金荞麦全草（根、茎、叶、花）制剂或根制剂。用本方防治黄羽肉鸡眼型和关节型葡萄球菌病，效果不错。

方三：蒲公英 1.5 份，野菊花、黄芩、紫花地丁、板蓝根、当归各 1 份。

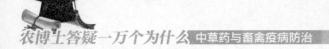

粉碎，混匀。按 1.5% 的比例混饲，每天 3 次，连喂 7 天为一个疗程。隔 7 天再服。本方主要功效清热解毒，凉血止痢。用本方防治鸡葡萄球菌病效果不错。

方四：黄连、黄芩、黄柏各 100 克，大黄、甘草各 50 克，小蓟（鲜）400 克。连煎 3 次，得药液约 5000 毫升混匀，供 1600 只羽雏鸡自饮，每天 1 剂，连喂 3 天。本方主要功效清热燥湿，活血化瘀。用本方防治艾维因肉雏鸡葡萄球菌病，3 天控制病情，第 4 天鸡群停止死亡，取得良好的治疗效果。

方五：黄连、黄柏、黄芩、白头翁、陈皮、香附、厚朴、茯苓、甘草各 10 克。共煮水，供体重 1 千克以上 1000 只羽病鸡 1 天饮用，连用 3 天。本方主要功效清热解毒，凉血止痢。用本方防治鸡葡萄球菌病，2 天后病情得到控制，7 天后基本痊愈。

方六：黄芩、黄连叶、焦大黄、黄柏、板蓝根、茜草、大蓟、车前子、神曲、甘草各等份。按每只鸡每天 2 克煎汁拌料，每天 1 剂，连喂 3 天。预防用半量。本方主要功效清热燥湿，健脾开胃。用本方防治鸡葡萄球菌病，效果显著。

## 17. 如何用中草药防治鸡链球菌病？

方一：金银花、麦冬各 15 克，连翘、蒲公英、紫花地丁、大黄、山豆根、射干、甘草各 20 克。煎汁，供 500 只鸡拌料喂服。病重鸡灌服。本方主要功效清热解毒。用本方防治鸡链球菌病，有一定效果。

方二：穿心莲 50 克，金银花 25 克，地胆头 50 克。煎汁，供 100 只鸡喂服，连用 3 天。本方主要功效清热燥湿，利水消肿。用本方防治鸡链球菌病，有一定治疗效果。

也可用以下几方：①射干、山豆根各 15 克，煎成 1300 毫升，加冰片 0.15 克，供 500 只鸡 1 天灌服；②野菊花、忍冬藤、筋骨草各 50 克，犁头草 40 克，七叶一枝花 25 克，水煎，供 500 只鸡分 2~3 次灌服或拌料服；③一点红、蒲公英、犁头草、田基黄各 40 克，积雪草 50 克，水煎，供 500 只鸡分 3 次服或拌料喂给，每天 1 剂，连服 3~4 天。

## 18. 如何用中草药防治鸡曲霉菌病？

方一：金银花、蒲公英、炒莱菔子各 30 克，丹皮、黄芩各 15 克，柴胡、知母各 18 克，生甘草、桑白皮、枇杷叶各 12 克，鱼腥草 50 克。将上药煎汤取汁 1000 毫升，拌料供 100 只鸡 1 次服用，每天 2 次。本方主要功效清热解毒，宣肺定喘。用本方防治鸡曲霉菌病，效果不错。

方二：桔梗 250 克，蒲公英 500 克，鱼腥草 500 克，苏叶 500 克。以上为 1000 只鸡 1 日用量，用药液拌料喂服，每天 2 次，连用 1 周。本方主要功效清

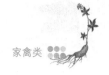

热解毒，宣肺定喘。用本方防治鸡曲霉菌病，用药 3 天后，病鸡即停止死亡，用药 1 周后痊愈。在饮水中加 0.1% 高锰酸钾供鸡饮用，效果更好。

方三：桔梗 2 份，连翘 3 份。混合粉碎，在饲料中按 0.5% 添加，连用 5 天。本方主要功效清热解毒。用本方同时配合使用西药治疗：以含螺旋霉素 0.04% 的水溶液供鸡自由饮用，药液现用现配，连续饮用 5 天。治疗 1 天后，产蛋量即有所回升，治疗 5 天后，产蛋率恢复到病前状况。

方四：鱼腥草 360 克，蒲公英 180 克，黄芩 90 克，葶苈子 90 克，桔梗 90 克，苦参 90 克。以上为 200 羽雏鸡用量，将诸药为末，均匀拌入饲料中，每只病鸡每次 0.1 克，每天 3 次，连服 3 天。预防用半量，间隔喂服。本方主要功效清热解毒，宣肺定喘。用本方治疗曾用多种抗生素治疗无效的雏鸡曲霉菌病，效果仍良好。

方五：鱼腥草 100 克，蒲公英 50 克。以上为 100 只鸡 1 天用量。煎汤取汁，盛入饮水器代替饮水，连服 2 周。本方主要功效清热解毒，宣肺定喘。用此方治疗鸡曲霉菌病，效果不错。配合肌注鱼腥草注射液，每次每只 0.3 毫升，每天 3 次，连用 7 天，效果更好。

方六：鱼腥草 100 克，肺形草 60 克，蒲公英 50 克，山海螺 50 克，桔梗 40 克，筋骨草 40 克。混合粉碎后，拌料 40 ~ 50 千克喂服，连用 5 ~ 7 天。预防时，拌料 100 千克，连用 3 ~ 4 天。本方主要功效清热解毒。用本方防治鸡曲霉菌病，效果显著。

### 19. 如何用中草药防治鸡支原体病（慢性呼吸道病）？

方一：黄连 10 克，黄柏 10 克，黄芩 10 克，栀子 10 克，黄药子 10 克，白药子 10 克，大黄 5 克，款冬花 10 克，知母 10 克，贝母 10 克，郁金 10 克，秦艽 10 克，甘草 10 克。水煎 3 次，供 100 只成年鸡饮服。本方主要功效清热解毒，利咽消肿。用本方防治鸡慢性呼吸道病及其继发性大肠杆菌病，效果显著，服药后次日即见食欲增进，一般用本方 3 ~ 5 剂即可治愈。

方二：大青叶 50 克，板蓝根 50 克，金银花 30 克，桔梗 20 克，款冬花 20 克，杏仁 20 克，黄芩 20 克，陈皮 20 克，甘草 5 克。粉碎后，以 0.5% 的比例混入饲料中连喂 5 ~ 7 天。本方主要功效清热解毒，止咳化痰。用本方对中小型蛋鸡患病鸡群进行治疗有独特疗效，极大提高治愈率。

方三：麻黄 150 克，杏仁 80 克，石膏 150 克，黄芩、连翘、金银花、菊花、穿心莲各 100 克，甘草 50 克。粉碎、混匀，按每天每只雏鸡 0.5 ~ 1 克、成鸡 1 ~ 1.2 克用沸水冲泡后拌料，一次喂服，连用 5 ~ 7 天。本方主要功效宣肺解衰，平喘止咳。用本方治疗曾用红霉素、恩诺沙星、环丙沙星等药物治疗效果不明显的病鸡，连用 5 天，效果不错。发病初期，用麻杏石甘散配合抗菌药物治疗，效果也很好。

方四：辛夷、防风、薄荷各6克，陈皮、白芷、桔梗各5克，藿香、荆芥各10克，茯苓、黄芩各12克，苍耳子9克。按每只鸡1~1.5克剂量，煎汤自饮，连用3~7天。预防量减半。本方主要功效发表散风，利湿止痛。用本方防治病鸡，均收到满意效果。

方五：桔梗、金银花、菊花、麦冬各30克，黄芩、麻黄、杏仁、贝母、桑白皮各25克，石膏20克，甘草10克。水煎取汁，供500只鸡兑水饮用，每天1剂，连用5~7天。本方主要功效清热化痰，止咳平喘。用本方防治鸡败血支原体病，用药1天后，多数雏鸡咳嗽、呼吸啰音明显减少，采食量增加，5~7天症状消失，逐渐康复，均未复发。

方六：石决明、草决明、黄药子、黄芩、白药子、陈皮、苍术、桔梗各50克，栀子、郁金、龙胆草、三仙（神曲、山楂、麦芽）各40克，鱼腥草100克，苏叶70克，紫菀85克，大黄、苦参、甘草各45克。研末，按每只鸡每天2.5~3.5克拌入1/3日粮中一次投喂，待吃尽后，再饲喂未加药的饲料，连用3天。预防量减半。本方主要功效清肝明目，止咳平喘。用本方同时肌注硫酸卡那霉素（体重为1~2千克鸡首次每天每次4万单位，从第2次开始每天每次肌注2.5万单位，连用7天）。用药1天后，多数病鸡气喘、呼吸啰音明显减轻，5~7天症状消失。

方七：厚朴15克，麻黄9克，石膏24克，杏仁9克，半夏12克，干姜6克，细辛3克，五味子6克，浮小麦9克。水煎去渣，供200只20日龄内雏鸡一半混饮、一半混饲，连服4剂。本方主要功效清热泻火，止咳平喘。用本方防治鸡呼吸系统疾病效果不错。寒甚者重用干姜，稍减石膏；热甚者加瓜蒌、黄连，减干姜；风寒所致者加辛夷、桔梗；风热所致者加柴胡、前胡。

方八：柴胡、荆芥、半夏、茯苓、甘草、贝母、桔梗、杏仁、玄参、赤芍、厚朴、陈皮各30克，细辛6克。粉碎过筛混匀。按每千克体重每天1克加开水焖半小时，药液加适量水供饮用，药渣拌料喂服。本方主要功效疏散风热，化痰止咳。用本方防治呼吸道疾病（鸡慢性呼吸道病、鸡传染性喉气管炎、鸡传染性支气管炎、鸡传染性鼻炎）患鸡，效果不错。

方九：鱼腥草100克，桔梗100克，金银花100克，菊花100克，麦冬100克，黄芩85克，麻黄85克，杏仁85克，桑白皮85克，石膏60克，半夏100克，甘草40克。水煎取汁，供500只成年鸡1天饮水，每天1剂，连用5~7天。本方主要功效宣肺发表，止咳平喘。用本方防治蛋鸡慢性呼吸道疾病，用药3~5天后临床症状减轻，7天基本治愈。产蛋逐渐恢复。

方十：鱼腥草100克，黄芩、连翘、板蓝根各40克，麻黄25克，贝母30

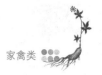

克，枇杷叶 90 克，款冬花、甜杏仁、桔梗各 25 克，姜半夏 30 克，生甘草 25 克。25~30 日龄肉鸡按每只每天 1 克，水煎 2 次，合并滤液，分上、下午混入饮水中饮服，连用 4~6 天为一疗程。本方主要功效清热解毒，润肺止咳。用本方防治肉用鸡慢性呼吸道疾病，效果不错。

方十一：鱼腥草 250 克，大青叶 150 克，蒲公英 150 克。煎汤，供 1400 只肉用仔鸡一次饮用，每天 2 次。本方主要功效清热解毒，消痈排毒。用本方防治仔鸡支原体病，有良好效果。在饮水中添加泰农（美国礼来药厂生产），可增强治疗效果。

方十二：麻黄 6 克，杏仁 19 克，石膏 18 克，炙甘草 18 克。煎汤，供 100 只鸡饮服。预防量减半。本方主要功效宣肺发表，止咳平喘。用此方治疗雏鸡、青年鸡及产蛋鸡呼吸道疾病，效果不错。

方十三：麻黄、杏仁、石膏、桔梗、鱼腥草、金荞麦根、黄芩、连翘、金银花、牛蒡子、穿心莲、甘草各等份。研成细末，按每只每次 0.5~1 克拌料饲喂，连用 5 天；预防：每隔 5 天投药 1 次，连用 5~8 次。本方主要功效清热化痰。用本方防治鸡慢性呼吸道病，有显著效果。

## 20. 如何用中草药防治鸡脚癣？

废机油、废柴油，混合，涂抹患处，每天 1~2 次。本方主要功效杀虫生肌。鸡脚上生癣，又称鳞癣病、石灰脚，用一般药物治疗不理想，用本方几天后，癣痂便脱落，再涂抹 1~2 次即可痊愈。

## 21. 如何用中草药防治鸡球虫病？

方一：常山 2500 克，柴胡 900 克，苦参 1850 克，青蒿 1000 克，地榆炭 900 克，白茅根 900 克。煎 3 次，合并滤液，配成 25% 浓度，每 4000 毫升拌入 15 千克饲料中喂服，连喂 8 天。预防：粉碎成粗粉，过筛混匀，在饲料中添加 0.5%，让鸡自由采食，连用 5 天。本方主要功效杀虫、清热、止血。用本方防治病鸡，疗效高于用磺胺二甲基嘧啶和克球粉。

方二：青蒿。晒干研末，每只鸡每天 0.5 克。本方主要功效清虚热、杀虫。用本方防治鸡球虫病，效果明显。下方也有良好治疗效果：白头翁 20 克、苦参 10 克、黄连 5 克，加水 1500~2000 毫升，水煎供 100 羽雏鸡饮服，每天 1 次。

方三：常山 200 克，柴胡 60 克。加水 400 毫升，煎至 250 毫升。治疗：每只鸡灌服 10 毫升；预防：每只鸡 5 毫升；每天 1 次，连服 3~4 天。本方主要功效疏肝退热、杀虫截疟。用本方防治鸡球虫病，效果不错。常山为驱杀球虫的要药，方中酌情佐以其他药物，如平肝、补血、止血等，可加强药物疗效。

方四：红辣蓼。晒干粉碎，以 3%～4% 的比例拌料饲喂，每天 2 次，连用 3～5 天。本方主要功效解毒消肿、活血止血。用本方防治鸡球虫效果显著，并能防治腹泻。其他验方：①洋葱切细拌料饲喂，大鸡 3～5 克，小鸡 1～2 克，每天 1 次，连喂 2～4 天；②鲜韭菜切细拌料饲喂，大鸡 2～4 克，小鸡 0.5～2 克，每天 2 次，连喂 3～5 天；③青蒿晒干粉碎，按 2%～3% 的比例拌料饲喂，连喂 3 天；④大蒜加 5 倍水磨浆滤汁，用滴管滴灌小鸡，每次 3～6 滴，每天 2 次。

方五：白头翁、苦参、鸦胆子各等份。共为细末，混匀，每只鸡每次 0.5～1 克，拌料饲喂，每天 3 次。病重者，煎汤或开水冲调灌服，连用 3～5 天。本方主要功效清热燥湿、杀虫止泻。用本方防治鸡球虫病，效果不错。

方六：旱莲草、地锦草、鸭跖草、败酱草、翻白草各等份。14～16 日龄鸡，鲜败酱草、蒲公英各等份，切碎，治疗量每只 7 克，预防量每只 5 克，每天 1 次，连喂 3 天；20 日龄鸡，上五草煎汁，鲜品治疗量每只 8 克、预防量每只 6 克，干品治疗量为每只 1～2 克、预防量每只 0.5～1 克，拌料饲喂，每天 1 剂，连用 3 天；1 月龄鸡，用上五草煎汁，鲜品治疗量每只 10 克、预防量每只 8 克，拌料饲喂，每天 1 次，连用 3 天；6～8 周龄鸡上五草去翻白草，加蒲公英、小蓟各等份，鲜品每只 10 克，煎汤拌料或切碎做青饲料饲喂，每天 1 次，连喂 3 天。本方主要功效驱虫，止血。用本方防治鸡球虫病，效果不错。

方七：白头翁 500 克，马齿苋 750 克，石榴皮 750 克，墨旱莲 800 克，地锦草 500 克。混合粉碎，按每千克体重 2 克拌料饲喂，连用 4～5 天。预防量按每千克体重 1 克。本方主要功效清热解毒、燥湿收敛。用本方可有效治疗鸡球虫病。

方八：黄连、苦楝皮各 6 克，贯众 10 克。水煎取汁，成年鸡分 2 次、雏鸡分 4 次灌服，每天 2 次，连服 3～5 天。本方主要功效清热燥湿、杀虫。使用本方防治鸡球虫病，效果不错。本方还可治疗兔球虫病，仔兔分 4 次服，成年兔分 2 次服，每天 2 次，连服 3～5 天。以下几方也有良好疗效：①常山，雏鸡与仔兔每次 0.3～1 克，成年鸡、兔每次 1.5～2 克，煎汁拌料喂服，每天 2 次。②黄连、黄柏各 10 克，大黄 7 克，甘草 15 克，共研细末，仔兔与雏鸡每次 0.5～0.8 克，成年鸡、兔每次 1.5～2 克，拌料喂服或灌服，连服 3～5 天。③黄连、黄柏各 12 克，大黄 10 克，黄芩 30 克，甘草 20 克，共研末，雏鸡、仔兔每次 0.3～0.5 克，成年鸡、兔 1 克，每天 2 次，连服 3～7 天。④球虫丸味散（白术、茯苓、猪苓、桂枝、泽泻各 15 克，桃仁、生大黄、地鳖虫各 25 克，白僵蚕 50 克，共研细末），雏鸡、仔兔每次 0.3～0.5 克，成年鸡、兔每次 2～3 克，拌料喂服或灌服，连服 3～5 天。

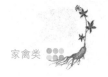

### 22. 如何用中草药防治鸡住白细胞虫病？

青蒿叶。每只鸡5克，加倍量水熬煮浓缩后加入清水中，连用2周。本方主要功效杀虫。用本方法治疗鸡住白细胞原虫病，取得满意效果。用药的同时，可将饲料中维生素C的添加量提高2～3倍，以增强机体的抗病能力，加速损伤毛细血管的修复。

### 23. 如何用中草药防治鸡组织滴虫病（盲肠肝炎、黑头病）？

龙胆草（酒炒）、栀子（炒）、黄芩、柴胡、生地黄、车前子、泽泻、木通、甘草、当归各20克。水煎，供100只鸡一次饮服。重症用注射器滴服。本方主要功效清热解毒，凉血止痢。用本方防治鸡盲肠肝炎，饮服2天，可治愈。

### 24. 如何用中草药防治鸡绦虫病？

方一：石榴皮、槟榔各60克。加水1000毫升，煎至500毫升，每只鸡每次服2～5毫升，每天服2～3次。本方主要功效杀虫。本方能有效驱除鸡绦虫。

方二：槟榔。研细粉，按5份槟榔粉、4份温开水、1份面粉的比例制丸（先将面粉倒入水内打浆，然后混入槟榔粉），每丸1克（含槟榔粉0.5克），晒干。按每千克体重2丸，早上空腹投服，服药后自由饮水。为巩固疗效，5～7天后重复驱虫一次。本方主要功效驱虫消积。用本方防治鸡绦虫病，用药30～40分钟后开始排虫，5天后可治愈。

方三：槟榔150克，南瓜子120克。水煎，首次加水2000毫升煮沸30分钟，第2次加水1000毫升煮沸20分钟，合并2次药汁，供600羽35日龄肉鸡分两次混饲或混饮。混饲前鸡群停料6小时以上，混饮前停水3～4小时。重症病鸡滴服。本方主要功效驱虫消积，行气利水。用本方防治散养鸡绦虫病，用药片刻后可见虫体及粪便排出。用药1小时后要将鸡群赶出用药地点，清扫和消毒栏舍，以防重复感染。本方有一定的毒性，用药后会出现口吐白沫现象，可皮下注射阿托品（按每千克体重0.02毫克）解毒。

### 25. 如何用中草药防治鸡蛔虫病？

方一：烟叶1千克。烘干并搓碎，加水2千克，浸泡24小时，待烟叶水呈红棕色取汁灌服，每次5毫升，间隔3天，再灌几次。灌服前停喂14小时，前4小时可喂2匙1%盐水和适量清水。本方主要功效驱虫。本方能有效驱除鸡蛔虫、鸡绦虫。

方二：槟榔15克，乌梅肉10克，甘草6克。研粉制丸，每千克体重服2克，每天2次。隔1周再服1次。本方主要功效驱虫消积、行气利水。用本方防治鸡蛔虫病，效果显著。

方三：槟榔125克，南瓜子75克，石榴皮75克。研成粉末，按2%比例拌料饲喂（喂前停食，空腹喂给），每天2次，连用2~3天。本方主要功效杀虫。用本方防治鸡蛔虫，有一定效果。也可用以下方进行治疗：鲜苦楝树根皮25克，水煎去渣，加红糖适量。按2%拌料，空腹喂给，每天1次，连用2~3天。

### 26. 如何用中草药防治鸡羽虱？

方一：卫生球。用布包裹，每只鸡2颗，分别捆扎在鸡的翅膀下，保持2~3天。本方主要功效驱虫。本方法2~3天内就可驱净鸡身上的虱子。鸡舍内的虱子，可将不同数量的卫生球固定在鸡舍内的几个角落和顶棚上，1周左右即可消除鸡舍内鸡虱。

方二：60度白酒。用棉球蘸酒涂擦寄生部位，连用3~4次。本方主要功效杀虫。用本方法治疗鸡羽虱，3~4次可根治。也可用白酒500毫升浸泡百部20克，3天后用干棉球蘸药酒擦鸡皮肤，每天1~2次，连续3~4天。

方三：百部15~20克。米酒0.5千克浸泡5天，用干棉球蘸药涂擦患部，每天1次，连续3天。本方主要功效杀虫。

方四：烟叶丝150克。放入500克水中浸泡2~3小时，药液擦涂患鸡的体表并喷洒鸡舍。本方主要功效驱虫。本方法可有效去除鸡虱，一般1~2次就能根治。

方五：百部1000克。加水50升煮沸30分钟，药渣加水35升，再煮30分钟，合并2次滤过液，供200只鸡涂擦患部2次。每天1次，2次即可治愈。本方主要功效杀虫。用本方防治鸡虱，均获得良好效果。全身寄生羽虱时，则用药浴法，将约35℃药液盛于缸内，将鸡体浸入药液内几分钟，使全身羽毛浸透，再将头浸浴1~2次，然后提起鸡，待药液稍流干，即可放鸡。每天1次，连续2日即可。

### 27. 如何用中草药防治鸡螨病？

百部、贯众各50克。加水2000毫升煮沸，待温敷洗，一般1~3次即愈。本方主要功效杀虫。用本方防治鸡螨虫效果显著。也可用废机油涂刷患部，每天2次，一般连涂1~4次，痂皮可自行脱落。

### 28. 如何用中草药防治鸡软蜱病？

百部20克，加70%酒精100毫升浸泡10天以上，用棉球蘸取药液涂擦翅下和胸腹部皮肤。本方主要功效杀虫。本药液对软蜱疗效较好，用药第2天可见幼虫表皮变皱，以后逐渐变干，7天内再也见不到有幼虫叮咬。且对人畜无害，其毒性甚小，对鸡体表面涂药80%，无任何毒性反应。

### 29. 如何用中草药防治鸡感冒？

方一：杏仁4克，防风18克，贝母90克，麻黄18克，甘草30克，生姜

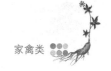

30 克。加水 2.5 ~ 3 千克，煎汤供 300 只雏鸡每天分 2 次服完。本方主要功效辛温解表、止咳平喘。用本方防治鸡感冒有一定疗效，特别对咳嗽多的感冒效果好。

方二：柴胡 50 克，知母 50 克，金银花 50 克，连翘 50 克，枇杷叶 50 克，莱菔子 50 克。煎汤 1000 毫升，拌料，分早、晚 2 次喂服，每天 1 剂。本方主要功效解表清热、化痰止咳。用本方防治 4 日龄雏鸡感冒，按上方半量喂服，次日即愈。

方三：荆芥 80 克，防风 50 克，柴胡 50 克，枳壳 50 克，茯苓 50 克，桔梗 50 克，川芎 80 克，薄荷 80 克，甘草 80 克，三仙（神曲、山楂、麦芽）各 50 克。共为细末，供 1000 只鸡拌料 3 天饲喂。本方主要功效辛温解表、疏风祛湿。用本方治疗感冒病鸡效果显著，一般 3 天即愈，严重者 5 天即愈，眼肿者加石决明、草决明、苦参、菊花、木贼，以清肝明目。

### 30. 如何用中草药防治鸡咳喘病？

栀子 20 克，黄芩 20 克，苏子 15 克，葶苈子 20 克，知母 20 克，川贝 15 克，桔梗 15 克，半夏 15 克，炙甘草 10 克。水煎取汁，以 10% 的比例拌料，连喂 3 天。病重鸡每只滴服 3 ~ 5 毫升，每天 2 ~ 3 次。本方主要功效清热利湿、凉血解毒、平喘止咳。用本方防治鸡咳喘病，效果显著。

### 31. 如何用中草药防治鸡肺炎？

蒲公英、野菊花各 100 克。切细煎汁，供 100 只鸡混入饲料中喂服，连喂 3 ~ 5 天。本方主要功效清热解毒。用本方防治鸡肺炎，有明显效果。以下几方也有良好效果：①干鱼腥草 250 克，切细，供 100 只鸡拌料喂服，也可煎汁拌料或饮水，连喂 3 ~ 5 天；②鲜鱼腥草 1000 克，加水少许，捣烂取汁，饮水或拌料均可；③新鲜猪苦胆汁，加水稀释，灌服或拌料饲喂，每天 1 次。

### 32. 如何用中草药防治鸡中暑？

方一：田基黄、铁线草、金钱草各 150 克，葫芦茶、岗茶、布渣叶各 30 克，地龙、胖大海、海金沙、冰糖草、白背叶、地稔各 200 克。上方为 6000 只羽鸡生药用量。煎汁自饮或拌料饲喂。本方主要功效清热消暑、除湿。用本方对育成鸡患鸡治疗，效果不错。

方二：葛根 140 克，薄荷 140 克，淡竹叶 120 克，滑石 60 克，甘草 40 克。加工成粉剂拌料饲喂。成鸡每天饲喂 1 克，雏鸡酌减。本方主要功效清热消暑。本方用于防治鸡中暑效果不错，比较适用于干热天气。

方三：白扁豆（生）140 克，香薷 120 克，藿香 120 克，滑石 80 克，甘草 40 克。加工成粉剂拌料饲喂。成鸡每天饲喂 1 克，雏鸡酌减。本方主要功效健脾化湿，消暑和中。本方用于防治鸡中暑效果不错，比较适用于闷热潮湿天气。

方四：茯神 40 克，朱砂 10 克，雄黄 15 克，薄荷 30 克，连翘 35 克，玄参 35 克，黄芩 30 克。共研细末，冲水 5 升供 100 只鸡饮用。对于病情严重不能饮用的病鸡，可用注射器注入嗉囊内。本方主要功效安神宁心，清热消暑。用于防治鸡中暑效果不错。

方五：鹅不食草、马鞭草各半。研末制成丸，大鸡每次 3～5 克，中鸡 2～3 克，小鸡减半，每天 2 次。本方主要功效消暑和中。本方用于防治鸡中暑效果不错。下方也有好效果：麦冬、甘草各 10 克，淡竹叶 15 克，水煎取汁，与石膏水（生石膏 30 克，磨水）混合喂鸡，每只鸡每次 2～3 毫升，连用 2～3 次。

### 33. 如何用中草药防治鸡痛风？

方一：降香 3 份，石苇 10 份，滑石 10 份，鱼脑石 10 份，金钱草 30 份，海金沙 10 份，鸡内金 10 份，冬葵子 10 份，甘草梢 30 份，川牛膝 10 份。粉碎混匀，拌料喂服，每只鸡每次服 5 克，每天 2 次，连服 4 天为 1 疗程。本方主要功效利水通淋，理气止痛。服本方的同时，饲料中补充浓缩鱼肝油、维生素 A、维生素 D、维生素 $B_{12}$，10 天后病势好转，并痊愈，产蛋量在 3～4 个月后恢复正常。发生本病应立即改善饲养管理，一是饲料的粗蛋白含量调整到 15%～16%；二是增补较好的青饲料，并充分供水；三是停止使用呋喃唑酮、磺胺和小苏打。

方二：地榆 30 克，连翘 30 克，海金沙 20 克，泽泻 50 克，槐花 20 克，乌梅 50 克，诃子 50 克，苍术 50 克，金银花 30 克，猪苓 50 克，甘草 20 克。粉碎过 40 目筛，按 2% 拌料饲喂，连喂 5 天。食欲废绝的重病鸡可填喂。本方主要功效清热解毒、利湿通淋。用本方防治鸡痛风，连用 5 天，可治愈。本方适用于内脏型痛风。预防：方中去地榆，按 1% 的比例添加混饲。

方三：滑石粉、黄芩各 80 克，茯苓、车前草各 60 克，猪苓 50 克，枳实、海金沙各 40 克，小茴香 30 克，甘草 35 克。每剂上下午各煎水 1 次，加 30% 红糖让鸡群自饮，第 2 天取药渣拌料，全天饲喂，连用 2～3 剂为一疗程。本方主要功效渗湿利水，健脾开胃。用本方防治禽痛风，效果不错。本方适用于内脏型痛风。

方四：木通 100 克，车前子 100 克，萹蓄 100 克，大黄 150 克，滑石 200 克，灯芯草 100 克，栀子 100 克，甘草梢 100 克，山楂 200 克，海金沙 150 克，鸡内金 100 克。混合研细末，混于饲料中喂服。1 千克以下鸡每只每天 1.0～1.5 克，1 千克以上的鸡每只每天 1.5～2 克。连喂 5 天。本方主要功效

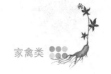

清热利湿、排石通淋。用本方防治病鸡，服药 4 天痊愈，未出现复发。本方适用于关节型痛风，应停喂高蛋白饲料。

方五：车前草、金钱草、木通、栀子、白术各等份。煎汤，按每羽 0.5 克喂服，连喂 4~5 天。本方功效利尿通淋。治疗雏鸡痛风病，效果不错。可酌加金银花、连翘、大青叶等。用赤小豆汤加绿茶饮水有一定疗效。

### 34. 如何用中草药防治鸡嗉囊膨胀？

方一：昆布 10 克，海藻 10 克，山楂 10 克，陈皮 10 克，鸡内金 6 克，厚朴 6 克，金银花 5 克，甘遂 4 克，牡蛎 10 克。以上为 20 只鸡的用量，水煎浓汁，用注射器或滴管灌服，雏鸡 3~4 滴，成鸡 7~10 滴，服后轻揉嗉囊。本方主要功效软坚行水。用本方防治鸡的硬嗉胀病，一般服用 2 剂可痊愈。对严重阻塞的病鸡可采用嗉囊切开手术。

方二：大蒜适量，切碎，加适量柠檬水，投服。本方主要功效消食导滞。用本方能促进消化，可有效防治嗉囊食滞。

方三：莱菔子 1 克，捣烂，加适量水 1 次灌服。轻者每天 1 次；重者每天 2 次。小鸡可酌情减量。本方主要功效消食导滞。本方不适用于由草团、布料及其他异物阻塞引起的嗉囊积滞。

方四：食用油 2~4 毫升，或食用醋 5~10 滴，一次灌服。本方主要功效滑利食管、软化嗉囊。本方适用于因青绿饲料引起的嗉囊积食，治疗效果很好。

方五：人丹（市售成药）1~2 粒，大蒜 1 小粒（黄豆或蚕豆大），一次投服。每天 3 次，连服 2~3 天。本方主要功效消食导滞。本方适用于嗉囊积滞引起的气胀，有较好疗效。

### 35. 如何用中草药防治肉鸡胃溃疡？

白芨 0.5 克，甘草 0.5 克，乌骨鱼 0.5 克。捣碎混合，一次投喂，每天 1 次，连用 2~3 天。本方主要功效益气补中、止血生肌、缓急止痛。用本方防治肉鸡胃溃疡，效果不错。

### 36. 如何用中草药防治肉鸡腹水综合征？

方一：党参 50 克，黄芪 30 克，当归 35 克，川芎 35 克，丹参 30 克，茯苓 60 克，泽泻 40 克，车前子 40 克，石膏 60 克，黄连 30 克，黄柏 30 克。粉碎，供 100 只鸡 1 天拌料饲喂，预防剂量减半，每天 1 次，连用 3~5 天。本方主要功效补气活血、利水消肿。用本方防治肉仔鸡腹水综合征，连用 3~5 天，病情即可得到控制。对未发病的鸡和发病较轻的病鸡，按 3%~5% 的比例混饲，每天 1~2 次，连用 3~5 天。

方二：当归30克，川芎30克，泽泻30克，白芍30克，茯苓30克，白术20克，木香20克，槟榔30克，生姜20克，陈皮20克，黄芩20克，龙胆草20克，生麦芽10克。混合粉碎，过100目筛，供100~150羽7~35日龄仔鸡拌料饲喂，连用3天为1个疗程。本方主要功效调和脾胃、利温消肿。

方三：柴胡60克，当归50克，黄芪50克，桃仁55克，红花60克，白芍40克，白术50克，牛膝50克，茯苓60克，泽泻50克，芫花50克，大黄110克，甘草30克。粉碎，过60目筛，混匀，按1%比例混饲。本方主要功效益气养血、健脾利湿。

方四：党参45克，黄芪50克，苍术30克，陈皮45克，瞿麦40克，木通30克，赤芍50克，甘草50克，茯苓35克。粉碎，按每千克体重1克拌料饲喂，每天2次，连用3天。本方主要功效补气活血、利水消肿。采用本方防治肉鸡腹水综合征，效果不错。对长期或超剂量使用抗生素引起的肾囊肿也有一定疗效。

### 37. 如何用中草药防治鸡非传染性腹泻？

方一：党参60克，黄芪60克，白术500克，炒地榆500克，黄芩500克，黄柏500克，白头翁500克，苦参500克，秦皮50克，焦山楂500克。粉碎混匀，按每羽每天1.5克拌料饲喂。本方主要功效补气健脾、燥湿止痢。本方适用于治疗稀粪带有绿水，或白痢，或血便，或粪便混有肠黏膜的肉鸡腹泻。用本方防治经喹乙醇、痢特灵、敌菌净，庆大霉素治疗10天效果不明显的肉鸡腹泻，治疗3天后可痊愈。本方按2~3克/千克的用量治疗牛、羊、猪的腹泻，疗效也非常显著。

方二：苍术50克，厚朴、白术、干姜、肉桂、柴胡、白芍、龙胆草、黄芩、十大功劳各25克，木炭100克，共研细末。按小鸡1~3克、大鸡3~5克混料内服，每天2次。病重不吃食的鸡灌服。预防量减半，间断喂服。本方主要功效健脾燥湿、温中止泻。用本方防治曾用痢菌净、土霉素、氟哌酸效果不明显的病鸡，轻者1~3天腹泻停止，再服1天痊愈；重者服药5~7次后腹泻停止，连服4天治愈。

方三：黄连4克，黄柏4克，大黄2克，煎汁。100只1月龄肉鸡1天饮水，每天1剂，连用3天。本方主要功效清热燥湿、泻火解毒。用本方防治鸡腹泻，效果不错。1~2月龄鸡，用黄连6克、黄柏6克、大黄3克；2~3月龄鸡，用黄连8克、黄柏8克、大黄4克；3月龄以上鸡，用黄连10克、黄柏10克、大黄5克。

方四：党参、白术、陈皮、麦芽、山楂、枳实各等份。研为细末，按大鸡每天3克、小鸡每天1.5克拌入饲料内喂服，早晚各1次。本方主要功效健脾

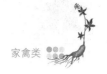

燥湿。用本方防治鸡腹泻，效果不错。对于不吃食的病鸡，可掺入少量面粉，制成药丸填喂，同时加喂维生素 $B_1$ 半片，连用 1～3 天。

方五：韭菜 4 份，生姜 1 份。切细，加少量的食盐拌匀，让鸡自由啄食或喂服。本方主要功效燥湿止泻。本方可有效治疗鸡拉稀。为了避免气味太浓鸡不食，可加水捣汁拌入饲料中喂服或自由啄食。也可用以下方：①芒硝、植物油各 3 克，混合灌服成年鸡以清除肠道内的毒性病理产物，然后再用大蒜 4～5 瓣捣烂，灌服；②火炭研碎，按 2% 拌料，让鸡自由采食。

方六：黄连 30 克，葛根 30 克，黄芩 15 克，白头翁 20 克，藿香 10 克，木香 10 克，厚朴 20 克，茯苓 20 克，炒白芍 20 克，炒山药 30 克，炒三仙各 30 克。粉碎混匀。按 30 日龄内雏鸡每只每天 0.5 克，30～60 日龄中雏 1 克，60 日龄以上 1.5 克，加沸水浸泡 30～60 分钟，药液饮水，药渣拌料喂服。每天上午用药，连用 3～5 天。本方主要功效清热解毒，燥湿止泻。本方适合于消化不良、过量使用抗生素引起的腹泻、鸡白痢等。

方七：苍术 2 份，厚朴、白术、干姜、肉桂、柴胡、白芍、龙胆草、黄芩各 1 份。制成粗粉，加入适量木炭末混匀。按大鸡每次 5 克，小鸡每次 2～3 克，拌入饲料中喂服，每天 2 次。本方主要功效健脾燥湿，涩肠止泻。用本方治疗鸡各种腹泻，一般 4～6 剂，效果不错。

## 38. 如何用中草药防治鸡吸收不良综合征？

党参 150 克，白术 120 克，茯苓 120 克，甘草 100 克。共为细末，开水冲焖 1 小时，按 2% 比例拌料饲喂，连用 5～7 天。本方主要功效补气健脾。用本方防治经土霉素、复方新诺明、庆大霉素等治疗无效的病鸡，取得良好效果。若鸡群消瘦食少、完谷不化，加山药 150 克、焦三仙 200 克、黄芪 150 克；粪稀，加厚朴 90 克、穿心莲 150 克、金钱草 120 克、车前草 120 克；粪黏带血，加地榆炭 120 克、仙鹤草 120 克。

## 39. 如何用中草药防治鸡脂肪肝？

柴胡 30%，黄芩 20%，丹参 20%，泽泻 20%，五味子 10%。粉碎，按每只 1 克于每天早晨拌料一次喂给。本方主要功效清热舒肝，燥湿解毒。用本方防治鸡脂肪肝，用药 3 天后症状缓解，后改为隔天用药，10 天后病情得到控制。若在产蛋高峰到来前用药，按每只鸡 0.5 克，隔 2 天用 1 次，鸡产蛋率提高。

## 40. 如何用中草药防治鸡大肝大脾病？

黄连 200 克，黄芩 200 克，大青叶 200 克，茵陈 200 克，蒲公英 200 克，甘草 100 克。水煎两次，供 1000 只鸡上、下午饮服，连用 3～5 天。本方主要

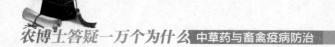

功效清热解毒，保肝利胆。本方既可治疗又可预防，治疗能减轻症状，控制病情。

### 41. 如何用中草药防治鸡啄癖？

方一：石膏。每只鸡每天在饲料中添加 1～2 克。本方主要功效清热泻火，除烦止渴。用于食羽癖效果显著，还可提高产蛋率。

方二：食盐。在饲料中加入 1%～2% 的食盐，连喂 3～4 天。本方主要功效补充无机盐。用于缺少食盐引起的啄肛、啄趾、啄翅膀恶癖。也可用以下两法治疗啄癖：①蛋壳炒后让鸡啄食；②鲜蚯蚓洗净，煮 3～5 分钟，拌入饲料饲喂，蛋鸡每天喂 50 克左右，既能防治啄蛋癖，又可增加蛋白质，提高产蛋量。

方三：生石膏粉，苍术粉。在饲料中添加 3%～5% 生石膏粉及 2%～3% 的苍术粉饲喂。本方主要功效清热泻火，燥湿健脾。本法适用于鸡啄食羽毛癖。

方四：茯苓 8 克，远志 10 克，柏子仁 10 克，甘草 6 克，五味子 6 克，浙贝母 6 克，钩藤 8 克。水煎浓汁，供 10 只鸡 1 次内服，每天 3 次。本方主要功效宁心安神，祛痰开窍。用本方防治鸡啄癖，效果不错。还可以使用以下方：①牡蛎 90 克，每千克体重每天 3 克，拌料内服；②远志 200 克、五味子 100 克，共研为细末，混于饲料中，供 100 只鸡 1 天喂服；③羽毛粉，按 3% 的比例拌料饲喂。

方五：茯苓 250 克，防风 250 克，远志 250 克，郁金 250 克，酸枣仁 250 克，柏子仁 250 克，夜交藤 250 克，党参 200 克，栀子 200 克，黄柏 500 克，黄芩 200 克，麻黄 150 克，甘草 150 克，臭芜荑 500 克，炒神曲 500 克，炒麦芽 500 克，石膏 500 克（另包），秦艽 200 克。上方药量为 1000 只成年鸡 5 天用量，每天 1 次，开水冲调，焖 30 分钟，一次拌料，小鸡酌减。本方主要功效利水渗湿，镇静安神。用本方防治鸡啄癖，效果不错。同时用鱼肝油配合治疗，效果更佳。

### 42. 如何用中草药防治鸡麻痹？

方一：独活 40 克，桑寄生 60 克，秦艽 35 克，防风 35 克，防己 40 克，细辛 4 克，芍药 25 克，牛膝 25 克，当归 50 克，杜仲 35 克，党参 60 克，茯苓 40 克，苍术 40 克，干姜 50 克，乌梅 35 克，莱菔子 40 克，甘草 15 克。水煎，供 300 羽 60 日龄内的小鸡一次饮服。本方主要功效祛风除湿，健脾止泻。本方为独活寄生汤加减，寒甚者加干姜，湿重者加苍术、防风、薏苡仁，食少者加莱菔子、焦三仙等，广泛地应用于多种原因引起的鸡久泻不愈之风寒湿痹，

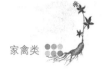

病久体虚之痹症。

方二：独活 120 克，桑寄生 140 克，秦艽 115 克，防风 115 克，细辛 10 克，牛膝 100 克，白芍 100 克，当归 130 克，杜仲 110 克，党参 140 克，干地黄 140 克，苍术 120 克，薏苡仁 130 克，穿心莲 140 克，鸡内金 140 克，莱菔子 140 克。水煎内服。本方主要功效解表祛风，胜湿止痛。本方适于治疗鸡寒痹，多因温度降低，鸡群感受寒邪所致。用本方治疗曾用土霉素、氯霉素等药治疗效果不显著的鸡寒痹效果不错。

### 43. 如何用中草药防治鸡复发性神经炎？

大活络丹 1 粒。分 4 次投服，每天 1 次，7 天 1 疗程，连用 2 疗程。本方主要功效祛风扶正，活络止痛。用本方防治用维生素 $B_1$、安乃近、异丙嗪、多维钙片治疗无效的病鸡，治疗 14 天后恢复正常。预防：每千克饲料加维生素 $B_1$ 10～20 毫克，连用 1～2 周。

### 44. 如何用中草药防治雏鸡维生素 $B_2$ 缺乏症？

山苦荬。按 10% 的比例在饲料中添喂，每天 3 次。预防量按 5% 添加，每天 3 次，连喂 30 天。本方主要功效清热解毒，凉血止血。用本方防治 1 月龄病鸡，连用 30 天。

### 45. 如何用中草药防治鸡食盐中毒？

生葛根 100 克，甘草 10 克，茶叶 20 克。加水 1500 毫升。煮沸 0.5 小时，过滤去渣，供 100 只病雏鸡自由饮用。重症拒食鸡，每次灌服 5～10 毫升，早晚 2 次。本方主要功效解毒。用本方防治鸡食盐中毒，第 3 天停止死亡，第 5 天全部恢复正常。

### 46. 如何用中草药防治鸡霉饲料中毒？

方一：柴胡 70 克，黄芩 70 克，黄芪 70 克，防风 40 克，丹参 40 克，泽泻 60 克，五味子 30 克。水煎，供 500 羽肉雏鸡一次内服。对于无法采食和饮水的弱雏，人工灌服。本方主要功效清热解毒。本方防治鸡黄曲霉毒素中毒，4 小时后死亡得到控制，连续用药 5 天，鸡群可恢复健康。

方二：独活 100 克，桑寄生 160 克，秦艽 60 克，防风 60 克，细辛 18 克，牛膝 50 克，川芎 60 克，芍药 60 克，干地黄 50 克，当归 100 克，党参 140 克，杜仲 60 克，甘草 45 克，苍术 80 克，防己 60 克，车前子 100 克，薏苡仁 100 克，莱菔子 250 克。水煎，供 420 羽一次投服。本方主要功效补气活血，养肝止痛。

### 47. 如何用中草药防治鸡一氧化碳中毒？

绿豆 250 克，甘草 125 克。加水煎煮，供 1000 羽病鸡自由饮用，每天 1

剂，连服 3～5 天。本方主要功效清热解毒。治疗鸡一氧化碳中毒效果不错。

### 48. 如何用中草药防治鸡有机磷农药中毒？

崩大碗 250 克，通草 250 克，甘草 60 克。煮水，加红糖 250 克，供 50 只鸡一次灌服。本方主要功效清热解毒。用此方治疗鸡有机磷农药中毒，有一定疗效。有条件的鸡场，可肌内注射葡萄糖生理盐水或葡萄糖维生素 C 各 5 毫升。中毒初期，针刺冠顶和翼脉穴放血。

### 49. 如何用中草药防治鸡磺胺类药物中毒？

车前草适量。煮水，加适量小苏打喂服。本方主要功效利尿，解毒。本方用于鸡磺胺类药物中毒，早期治疗有一定的效果。发现中毒时应立即停药，供给充足的饮水，并在饮水中加维生素 C、维生素 $K_3$ 等。

### 50. 如何用中草药防治鸡创伤？

陈石灰 100 克，大黄 20 克。混合拌炒，待陈石灰至粉红色时，去大黄，研成细粉末，撒布于新鲜创面上。本方主要功效止血生肌。用本方防治禽创伤，既可使伤口迅速止血、结痂，又可防止病菌感染。一般 1 次便可愈合。本方也可用于家畜创伤，具有同样良效。

### 51. 如何用中草药防治鸡坏疽性皮炎？

黄芩、黄连、焦大黄、黄柏、板蓝根、茜草、车前子、神曲、甘草各等份。按每只鸡每天 2 克煎汁拌料喂服，每天 1 剂，连用 3 天。本方主要功效清热解毒。用本方防治鸡坏疽性皮炎，效果不错。在日粮中添加足量的硒、维生素 E、抗氧化剂和脂溶性维生素等可预防。

### 52. 如何用中草药防治鸡眼病？

方一：黄芩、龙胆草、菊花、桑叶、决明子、蔓荆子各 30 克，甘草 10 克。煎汁，兑水饮用，每天 1 剂，连用 3 剂。本方主要功效清热燥湿，泻肝胆火。用本方防治曾用西药（制霉菌素、链霉素等抗菌药，并结合红霉素或氯霉素眼药水点眼）治疗无效的结膜炎病鸡，效果仍不错。

方二：菊花、苍术、秦皮、鱼腥草各 50 克，桔梗 20 克，石决明、夜明砂、甘草、密蒙花各 30 克。共研细末，每只鸡每天喂服 3 克，连用 5 天。本方主要功效疏散风热，平肝明目。本方适用于鸡赤眼病，加入饲料中自由采食可预防。

### 53. 如何用中草药防治鸡脱肛症？

方一：黄芪 15 克，白术 10 克，党参 15 克，当归 6 克，陈皮 6 克，柴胡 5 克，升麻 5 克，炙甘草 5 克。粉碎，按 3%～5% 拌料饲喂。预防：喂药 3 天，

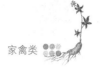

停药 1 周，再喂 3 天。本方主要功效调补脾胃，益气升阳。本方对鸡脱肛有一定的预防作用，治疗可加穿心莲。

方二：半边莲、金银花、龙葵各 6 ~ 12 克。煮水，用 1/4 喂服，3/4 冲洗患部，每天 2 次。本方主要功效清热解毒，利水消肿。用本方防治鸡脱肛，取得满意效果。

### 54. 如何用中草药防治鸡产软壳蛋症？

方一：骨粉。把骨粉放入锅内，加入 3% 左右的食醋，加热翻炒，添加到饲料里拌匀喂给。本方主要功效补充矿物质。本方是初夏至盛夏季节防治鸡产软壳蛋的有效方法。也在饲料中添加石粉、贝壳粉等矿物质。

方二：木炭粉。在母禽日粮中添加 1.5% ~ 2% 的木炭粉，拌成干湿料连喂一周，能有效地防止软壳蛋。

### 55. 如何用中草药防治鸡迷抱症？

方一：60 度白酒。母鸡灌服 2 ~ 3 汤匙。本方主要功效活血催眠。用本方防治母鸡抱窝，操作简便，见效快，醒酒后即醒抱。

方二：黄连 3 克。用开水冲泡 20 分钟，每天每次滴服 10 余滴。本方主要功效清热燥湿，泻火解毒。刚抱窝时就灌此药，可降低鸡的体温，抑制催乳素，恢复产蛋。对母鸡抱窝有良好疗效。

方三：速效感冒胶囊（市售）。投服，每次 1 粒，早晚各 1 次，连用 2 天。本方主要功效镇静安神。本方对抱窝 2 天以上的鸡，连用 2 天即醒抱。

### 56. 如何用中草药防治雏鸡脐炎？

生姜 125 克，50 度白酒 120 毫升。混合，供 600 ~ 700 只鸡一次拌料喂服，连用 3 次。本方主要功效温中止呕，抑菌消炎。用本方防治雏鸡脐炎效果不错，也可用于治疗雏鸡卵黄囊炎。

### 57. 如何用中草药提高产蛋率？

方一：党参、白术各 80 克，刺五加、仙茅、何首乌、当归、艾叶各 50 克，山楂、神曲、麦芽各 40 克，松针 200 克。共为细末，按每只鸡 0.5 ~ 1 克混于饲料中喂服。本方主要功效补肾益脾，暖宫活血。用本方能显著提高鸡产蛋率，有降低鸡蛋胆固醇的作用。

方二：当归、生地各 200 克，阳起石 100 克，淫羊藿、苍术各 200 克，山楂、板蓝根各 150 克，鲜马齿苋 300 克。鲜马齿苋捣烂，其他药研末，加白酒 300 毫升、水适量，制成颗粒，按 3% 添加到饲料中。本方主要功效补血助阳，健脾开胃。用本方从 43 日龄开始喂至开产，能够有效提高鸡产蛋率。

方三：虎杖 100 克，丹参 80 克，菟丝子、当归、牡蛎、肉苁蓉各 60 克，

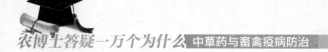

地榆、白芍各 50 克，丁香 20 克。共为细末，在饲料中添加 1%。本方主要功效滋阴养血，补肾通经。用本方能有效提高蛋鸡产蛋率，对蛋鸡输卵管炎也有良好效果。

### 58. 如何用中草药促进肉鸡增重？

方一：干辣椒 12 克，姜粉、五加皮各 23 克，八角茴香 7 克，硫酸亚铁 12 克，共研细末，每只鸡每次日喂服 0.5 ~ 1 克，每 2 天 1 次。本方主要功效健脾开胃。本方可有效提高肉鸡增重率，夏天使用更适宜。

方二：姜粉 24 克，肉桂 50 克，肥草、硫酸亚铁各 9 克，八角茴香 8 克。共研细末，每只鸡每次日喂服 0.5 ~ 1 克，每天 1 次。本方主要功效健脾开胃。本方可有效提高肉鸡增重率，冬季使用更适宜。

方三：党参 10 克，黄芪 20 克，茯苓 20 克，炒六曲 10 克，炒麦芽 20 克，炒山楂 20 克，甘草 5 克，炒槟榔 5 克。肉鸡每 100 千克饲料加 2 千克混饲，连喂 3 ~ 7 天。本方可有效提高肉鸡增重率，同时能改善鸡肉品质。

方四：苍术干粉。按 2% ~ 5% 比例和适量钙剂拌入料中饲喂。本方主要功效燥湿健脾。本方能增重和提高产蛋量。对鸡传染性支气管炎、传染性喉气管炎、鸡传染性鼻炎及眼病等有预防作用。

### 59. 如何用中草药给公鸡去势？

白胡椒、五味子各 10 粒。体重 250 克的公鸡每天早、中、晚分 3 次投服。体重超过 250 克以上的鸡，每超 50 克加喂 1 粒。本方主要功效抑制雄激素分泌。喂后公鸡的雄性特征逐渐消失，生长育肥速度加快，宰杀后肉质鲜嫩，对人体无任何毒副作用。

## 第二章　中草药防治鸭病

### 60. 如何用中草药防治鸭病毒性肝炎？

方一：板蓝根 50 克，茵陈 100 克，大黄、黄芩、黄柏各 20 克，金银花 40 克。煎汁，加白糖 250 克，供 500 只雏鸭自饮，每天上午、下午各 1 次，连饮 3 天。本方主要功效清热解毒，保肝利胆。本方有一定疗效，还可用高免血清、高免卵黄疗法。

方二：板蓝根 100 克，金银花 100 克，龙胆草 100 克，柴胡 100 克，茵陈 100 克，黄柏 75 克，黄芩 75 克，栀子 75 克，黄连 50 克，枳实 50 克，神曲 50

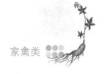

克，菊花 50 克，防风 50 克，荆芥 50 克，甘草 50 克。煮水，供 500 只 17 日龄雏鸭全天饮服，每天 1 剂，连服 5～7 天。本方主要功效清热解毒，疏肝健脾。同时在饮水中加入恩诺沙星，用于鸭病毒性肝炎和大肠杆菌病混合感染。

方三：黄柏 200 克，茵陈 150 克，银花 100 克，柴胡 100 克，栀子、鱼腥草、板蓝根、龙胆草、桑皮、救必应各 90 克。加水 5 千克煮成 2 千克，再加水 3 千克煮成 2 千克，两次药液混合，加入黄糖 1000 克，供 600～700 只雏鸭自由饮服。饮服前停水 1 小时，病重的每只灌服 3～5 毫升。每天 2 次，连服用 5 天。预防：将上述中药打粉按 0.5%～1% 的比例拌料饲喂。本方主要功效清热解毒，疏肝利胆。用本方 5 天后，死亡雏鸭明显减少，鸭群精神状态明显好转，吃料明显增加，继续服药 4 天以巩固疗效。该方对雏鸭肠炎、呼吸道疾病也有一定的防治作用。

方四：板蓝根 50 克，茵陈 100 克，栀子、连翘、金银花、龙胆草各 35 克，黄芩、柴胡、枳实、神曲、薄荷各 30 克，甘草 20 克。研碎，用开水浸泡 1 小时，凉后拌入 5 千克饲料中喂服供 100 只雏鸭服用，每天 1 次，连服 7 天。本方主要功效清热解毒，疏肝健脾。用本方的同时，每 50 千克饲料加禽用多种维生素 50 克，酵母片 100 克捣碎，大蒜 500 克捣碎，拌匀，连服 7 天，收到满意效果。

方五：茵陈、龙胆草、黄芩、黄柏、栀子、柴胡、板蓝根、双花、防风、钩藤、通曲各 30 克，荆芥 15 克，甘草 20 克。粉碎，供 60 只 4 日龄雏鸭分 3～4 次拌料饲喂，每天 1 剂，连服 3 天。本方主要功效清热解毒，平肝息风。用药 3 天后，病鸭完全治愈，优于抗体药物。

方六：茵陈 50 克，龙胆草 20 克，黄芩 20 克，黄连 20 克，黄芪 20 克，板蓝根 20 克，柴胡 20 克，神曲 50 克，陈皮 30 克，甘草 20 克。水煎汁，供 100 羽鸭 1 天自由饮服，病重鸭用注射器或滴管喂服，连用 3 天，或粉碎拌料饲喂，连喂 3 天。本方主要功效清热解毒，疏肝理气。用本方防治鸭病毒性肝炎，与高免血清的疗效无明显差异。通过 600 多例临床用本方，证实疗效稳定，使用方便，是治疗雏鸭病毒性肝炎的行之有效的方法。

### 61. 如何用中草药防治鸭瘟？

方一：肉桂 30 克（另包），桂枝 25 克，生姜 100 克，巴豆 20 克，全蝎 4 只，蜈蚣 4 条、朱砂 15 克（另包），板蓝根 20 克，党参 20 克，枳壳 15 克，桑螵蛸 20 克，高良姜 25 克，乌药 15 克，神曲 45 克，川芎 20 克，车前子 20 克，郁金 20 克，滑石 100 克，白蜡 20 克，甘草 20 克。加水 5 千克，煎液约 2.5 千克（肉桂、朱砂后放），待凉再加米酒 2.5 千克。用注射器抽取药液，每只灌服 15～20 毫升，每天 1 剂，连服 3 天为 1 疗程。本方主要功效温中驱邪，益气健脾。用本方防治鸭瘟，一般 1 个疗程可治愈。服药后将病鸭关入鸭舍内 1 小时，严禁饮水、下水，避风寒，使其全身出汗祛邪。药后如再受寒冷，则前功尽弃。要彻底控制本病，病鸭康复后要进行鸭瘟疫苗接种。若鸭瘟与禽霍乱并发，上方效果欠佳。本方适用于鸭瘟中后期。

方二：紫花地丁、大蒜、大血藤、香附子、萱草根各 30 克，陈皮、枇杷叶各 15 克，车前草 10 克。煎成 100 毫升，每只每次口服 1 毫升，每天 3 次，连用 1 周。本方主要功效清热解毒，理气。鸭瘟俗称"大头瘟"，发病率和死亡率高。用本方防治鸭瘟效果不错。还可用高免血清、高免卵黄和弱毒苗紧急接种、干扰素等疗法。

方三：金纽扣 2 千克，地胆头、路边黄各 1.5 千克，野芋头、香附各 0.5 千克，牛脚木 1 千克。煎水供 100 只鸭内服，日服 2 ~ 3 次。本方主要功效清热解毒，防治鸭瘟效果不错。

## 62. 如何用中草药防治鸭细小病毒病？

板蓝根 120 克，连翘 120 克，蒲公英 120 克，茵陈 120 克，荆芥 120 克，防风 120 克，陈皮 100 克，桂枝 100 克，银花 100 克，蛇床子 100 克，甘草 100 克。加水适量（供 1200 羽饮用），用文火煎沸 10 分钟，过滤去渣。然后用清水加适量红糖冲服。用药前鸭群停水 2 小时，每天 1 剂，每剂上、下午各煎 1 次（药渣拌料），连用 3 天。本方主要功效清热解毒，燥湿止泻。用本方防治，用药 3 天后，病情缓解，发病率逐渐降低；5 天后，雏鸭群基本恢复正常。如在中药汁中加入一定量的抗菌药，防止其他细菌性病原微生物的继发感染，效果更好。

## 63. 如何用中草药防治鸭流感？

羌活、防风、白芷、前胡、桔梗、枳壳、薄荷、甘草各 60 克，荆芥、杏仁、浙贝各 120 克。研末，开水泡汁，倒入热饭中，喂 2000 只雏鸭；或熬汁煮谷，喂 1000 只中鸭或 700 只成鸭。本方主要功效辛凉解表，化痰止咳。用本方防治鸭流感不影响食欲，不影响产蛋，治愈率高。热重酌加清热药。

## 64. 如何用中草药防治鸭沙门杆菌病？

金银花、仙鹤草、青皮、山楂各 90 克，黄连、黄芩、黄柏、赤芍、龙胆草、血余炭、白花地丁各 80 克，丹参、地榆各 70 克，莱菔子 100 克。上药浸泡后加入 4 倍量的洁净井水煎煮，去渣取汁供 780 只羽鸭饮用，每天 1 剂分 2 次服完，连用 4 剂。本方主要功效清热解毒，理气健胃。用本方 4 天后可康复，效果十分明显。

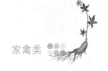

### 65. 如何用中草药防治鸭传染性浆膜炎？

方一：大青叶1000克，鱼腥草、黄芩各800克，黄柏、苦参、丹参、茵陈各500克。煎汤，自由服用，连续3天为一疗程。本方主要功效清热解毒，活血化瘀。用本方防治鸭传染性浆膜炎，同时肌内注射庆大霉素，可全部康复。同时加强饲养管理，配合敏感药物效果更好。

方二：黄连30克，青木香20克，白头翁30克，蒲公英30克，鱼腥草20克，白芍20克，茯苓20克，地榆炭15克，车前子15克。加水煎汁，供100只鸭一次拌料喂服或直接灌服，每天2次，连用4天。本方主要功效活血化瘀，温经止痛。用本方防治鸭传染性浆膜炎，同时加强饲养管理，配合敏感药物效果更好。

方三：鲜桉叶500克，蒲公英500克，仙鹤草500克，陈皮250克，皮寒药500克。共煎水，供100只鸭一次饮服。本方主要功效清热解毒，止血。鸭传染性浆膜炎是由鸭疫巴氏杆菌引起的急性传染病，发病率和死亡率高，神经症状和呼吸困难为其主要临床特征。用本方防治肉鸭传染性浆膜炎，有一定效果。同时加强饲养管理，配合敏感药物效果更好。

### 66. 如何用中草药防治鸭出败？

方一：黄连450克，黄芩300克，黄柏300克，栀子450克，穿心莲450克，板蓝根450克，山楂1000克，神曲1000克，麦芽1000克，甘草200克。水煎拌料喂服，每天1剂，连用3剂。供2000只肉鸭服用。对不食者取煎液直接灌服。鸭出败是由禽型多杀性巴氏杆菌引起的一种急性败血性传染病，其临床特征是发病急，死亡快，排绿色稀粪，浆膜和黏膜有小出血点，肝脏布满针尖大小灰白色坏死灶。本方主要功效清热解毒，健脾消食。用本方防治鸭出败，疗效令人满意。同时加强饲养管理，配合敏感药物效果更好。

方二：①黄连、黄芩、黄柏、大黄各60克，苍术、厚朴各40克，甘草30克；②大黄、黄芩各25克，乌梅、白头翁各30克，苍术、厚朴各20克，当归、党参各15克，甘草10克。方①浓煎汁，煮谷饲喂400～500只成鸭；方②浓煎汁，拌饭喂服1000～1200只雏鸭。本方主要功效清热泻火，燥湿止痢。用本方防治病鸭，效果满意，同时加强饲养管理，配合敏感药物效果更好。

方三：自然铜60克，乌梅、苍术、大黄、厚朴、白芷各90克，藿香120克。煎汁，喂200～300只大鸭或400～600只中鸭。每天1剂，连服3剂。本方主要功效理气活血，醒脾止泻。本方防治鸭流感不影响食欲，不影响产蛋，治愈率高，配合应用清热解毒药效果更好。

### 67. 如何用中草药防治鸭大肠杆菌病?

石榴皮、黄芩、苦参、艾叶、诃子、大青叶、白头翁、火炭母、穿心莲、瞿麦、赤芍、甘草。以上中草药烘干后各取 500 克,加水 5～10 升,浸泡 30 分钟后煎煮,煮沸后文火煎 30 分钟,用四层纱布过滤药渣,药渣再加水 2.5～5升煮沸后煎 30 分钟,过滤药液,合并两次药液,用文火煎浓缩至 500 毫升(生药含量为 1 克/毫升)。按 1 毫升/千克体重灌服,每天上午、下午各 1 次,连用 5 天。预防量减半。本方主要功效清热解毒,涩肠止泻。用本方防治鸭大肠杆菌病,同时加强饲养管理,效果更好。

### 68. 如何用中草药防治鸭疏螺旋体病?

黄芩 15 克,黄柏 15 克,金银花 15 克,连翘 15 克,生薏苡仁 20 克,赤芍 20 克,蒲公英 25 克,玄参 15 克,茵陈 25 克。加水 2000 毫升煎成 1000 毫升左右,供 200 只羽病鸭 1 天饮用,病重者每天灌服 3～5 毫升,连用 3～5 天。本方主要功效清热解毒,利胆退黄。鸭疏螺旋体病是一种以发热、下痢和衰竭死亡为主的疾病,在临床症状上与其他急性败血病,如禽伤寒、禽霍乱、大肠杆菌病等相似,确诊以血液和组织涂片镜检时发现螺旋体。在用本方的同时,病鸭肌内注射氨苄青霉素 10 万单位,每天 1 次,连用 3 天;饲料中加入 0.2%～0.3% 的土霉素,饮水中加入电解多维及口服补液盐。通过综合治疗,3 天好转,1 周左右恢复正常。

### 69. 如何用中草药防治鸭丝虫病?

了哥王茎皮 500 克。捣烂后加适量清水,拌入饲料中饲喂 200 只鸭。本方主要功效驱虫。鸭丝虫病是严重危害幼鸭健康的寄生虫病,主要侵害一月龄的幼鸭。病鸭表现为鸭下颌肿胀(个别有鸽蛋大),食欲减少,呼吸困难,用刀切开肿胀部位时,有大小不一的丝虫。用了哥王治疗具有效果好、药源广、价低廉及投药方便等优点。一般服药 2 剂,肿胀部位逐渐消退,4 天后全部痊愈。

### 70. 如何用中草药防治肉鸭冻僵?

桂枝 90 克,芍药 90 克,甘草 60 克,生姜 60 克,大枣 60 克。研碎煎汤,每只鸭灌服 20 毫升。本方主要功效温经散寒,通脉解肌。用本方防治采用塑料保温大棚池养,因饲养员误将鸭群赶进未作升温处理的冷水池中被冻僵,失去游浮能力的狄高肉鸭 2500 只,灌药后放入池温 25℃左右、水深 20 厘米的浅水池中让其自行恢复 10 分钟,有半数鸭能自行行走。30 分钟后,群体基本恢复正常。

### 71. 如何用中草药防治雏鸭食盐中毒?

茶叶 100 克,葛根 500 克。加水 2 千克,煮沸半小时后待凉自饮,连用 4

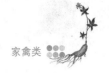

天。本方主要功效利湿解毒。用本方防治雏鸭食盐中毒有效。雏鸭对食盐特别敏感，饲料中食盐应严格控制在 0.3% 左右，平时应经常供给新鲜、清洁而充足的饮水。在利用残羹、酱渣等喂鸭时，应估算其含盐量，掌握适当的比例，切勿多喂。当雏鸭中毒，应全群停喂食堂残羹，并停止在饲料中加盐，加喂易消化的青绿多汁饲料，供给 5% 多维葡萄糖水，饮水中加入 0.5% 的醋酸钾。重症者适当控制饮水，注射 10% 葡萄糖 25 毫升，同时每只肌内注射 20% 安钠咖 0.1 毫升，喂给适量的鸡蛋清、新鲜牛奶，以保护嗉囊及胃黏膜。

### 72. 如何用中草药防治雏鸭肉毒中毒症？

绿豆 5 克，甘草、白菊花、山楂各 2 克，车前草、蛋壳各 1.5 克，陈皮 1 克，麦芽 2.5 克。煎汤，一次灌服，每天 2~3 次。本方主要功效解毒。用本方防治雏番鸭肉毒中毒症，取得满意疗效。本病是由饲喂感染了肉毒杆菌的饲料（如变质的鱼粉等）引起，主要表现精神不振，羽毛粗乱，嗉囊胀满，口流涎，无目的鸣叫，后期二翅麻痹，不能行走，常可致颈部麻痹，使头颈呈直线瘫痪于地，俗称软颈病，如不及时治疗 3~5 天相继死亡。

### 73. 如何用中草药防治雏鸭烟酸和泛酸缺乏后遗症？

独活 10 克，牛膝 3 克，杜仲 14 克，桑寄生 10 克，秦艽 10 克，防风 8 克，细辛 13 克，当归 6 克，芍药 10 克，川芎 3 克，干地黄 11 克，党参 12 克，茯苓 12 克，甘草 5 克。取 3 千克加适量水熬制，供 600 只病鸭早晨一次饮用；残渣粉碎拌料，全天服用。连用 2 天。本方主要功效益肝肾，补气血，祛风湿，止痹痛。在前 3 天添加泛酸和烟酸的基础上，第 4 天配合本方防治，收到理想的效果。在肉鸭养殖过程中，种雏鸭烟酸和泛酸缺乏所致的瘫症在某些地区发病率很高。患病种雏鸭在 9~13 日龄之间，严重的全瘫，其叫声凄惨，眼有黄白色中等度浓稠的分泌物，后黏附许多其他污物而成灰色，俗称为"戴黑眼镜"。单纯补充泛酸和烟酸，前 3 天都有明显好转，但在以后如果不改变措施，对继发症进行治疗，将有大批留有后遗症，雏鸭似瘫非瘫，瘸腿。

### 74. 如何用中草药防治鸭输卵管炎？

当归 50 克，川芎 10 克，桃仁 10 克，炮姜 10 克，红花 10 克，益母草 10 克。煎水 2000 毫升，供 12 只病鸭饮服，连服 3 剂。本方主要功效活血化瘀，温经止痛。用本方防治产蛋母鸭以产蛋困难为主症的输卵管炎疾病，同时改封闭式为适当放牧式的饲养管理，对难产母鸭施以人工助产结合抗生素治疗，半月后病鸭逐渐治愈，产蛋率和受精率回升。

### 75. 如何用中草药防治鸭输卵管脱垂？

黄芪 100 克，党参、白术、甘草、升麻、陈皮、柴胡各 60 克，诃子、五味子各50克，当归40克。水煎2次，合并煎液，供100只鸭1天拌料喂服。本方防治效果显著，病鸭多数3天治愈，对鸭群所有鸭（包括治愈鸭）拌料喂服煎剂3天，可防止治愈鸭复发，对未发病鸭也有预防作用。畏寒肢冷者加补骨脂50克或肉桂100克，泄泻减轻而无虚热象者去诃子、柴胡。

### 76. 如何用中草药防治蛋鸭脱肛？

柴胡30克，升麻40克，党参、炙黄芪各80克，当归、茯苓各60克，白术50克，炙甘草、陈皮各70克，淫羊藿50克。煎汁，供1700只蛋鸭自饮，每天1剂，连用4天。本方主要功效补中益气。本方防治效果好，还能提高产蛋率。

### 77. 如何用中草药给鸭保健？

槟榔粉50克，健脾散50克，肥药粉（当归、川芎各10克，山药、甘草、麦冬各20克，首乌、党参各23克，茯苓、黄芪各25克，六一散、多种维生素各30克，鱼粉500克，黄豆500克）。幼鸭饲养30天后开始用本方，第1天用槟榔粉50克，加水1000毫升熬至750毫升，每只小鸭用小胶管滴服2~3毫升，可驱除体内寄生虫；第2天用健脾散50克，拌入米饭中饲喂；第5天用肥药粉，每次用1大汤匙拌入混合饲料中饲喂。本方主要功效驱虫、健脾、育肥。按此方法，鸭子每天可增重100~150克，15天即可达到出售标准。同时注意圈舍卫生，定时、定量饲喂全价饲料。

# 第三章 中草药防治鹅病

### 78. 如何用中草药防治小鹅瘟？

方一：黄芩6克，细辛4克，柴胡6克，薄荷8克，樟脑3克，甘草4克，牙皂3克，栀子6克，辛夷4克，明雄6克，大黄6克，苍术6克。以上各药混合煎水，供100只7日龄小鹅1天分上、下午2次用滴管灌服。每只雏鹅每次滴3~5滴，连用3~5天。本方主要功效清热解毒，利湿止泻。用本方防治小鹅瘟效果很好，一般3~5剂即可治愈。刚出壳的雏鹅，如每只注射0.2毫升康复鹅的血清，可有效预防本病的发生。

方二：板蓝根、大青叶、黄连、黄柏、知母、穿心莲各50克，鲜白茅草根、鲜马齿苋各500克。水煎去渣，供500只雏鹅拌料或饮用，每天1剂。本方主要功效清热解毒，燥湿止泻。用本方防治小鹅瘟效果较好，2天即愈，具

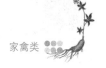

有"廉、简、易、效"优点。

### 79. 如何用中草药防治鹅病毒性肝炎？

方一：银花、连翘、龙胆、栀子、柴胡、甘草各60克，田基黄50克，茵陈80克，板蓝根100克。水煎，加150克葡萄糖供100只雏鹅一次饮服，病重者灌服。每天2次，连用3天。本方主要功效清热泻火，保肝利胆。用本方防治鹅病毒性肝炎，效果甚佳。

方二：板蓝根110克，茵陈80克，菊花50克，龙胆草50克，川楝子50克，香附40克，钩藤40克，栀子50克，大黄30克，甘草50克。水煎，供100只雏鹅一次饮服，病重者用滴管滴服10～12滴。每天2次。本方主要功效清热解毒，平肝息风。用本方防治鹅病毒性肝炎与其他药物相比效果显著。

方三：板蓝根30克、茵陈30克、黄连30克、黄柏30克、黄芩30克、连翘20克、金银花20克、枳壳25克、甘草25克。混合水煎，供300～500只病鹅1天拌料内服，病情严重者用药液5～10毫升灌服，每天1剂，连用3～5天。本方主要功效清热解毒，保肝利胆。用本方防治鹅病毒性肝炎并发沙门菌病，配合强力霉素、葡萄糖、维生素、病毒灵注射和饮水。

### 80. 如何用中草药防治鹅副黏病毒病？

金银花60克，板蓝根60克，地丁60克，穿心莲45克，党参30克，黄芪30克，淫羊藿30克，乌梅45克，诃子45克，升麻30克，栀子45克，鱼腥草45克，葶苈子30克，雄黄15克。用1500毫升水煎2次，早晚各拌水供500只鹅饮1次。病重鹅，灌服4～5毫升，连用4天。本方主要功效清热解毒，涩肠止痢。用本方防治鹅副黏病毒病，用药2天后病情得到控制，基本不再发生死亡，再连续用药2天后，病鹅精神状态和饮食情况得到好转。

### 81. 如何用中草药防治鹅鸭瘟病？

柴胡、苍术、黄芩、大黄、栀子、明雄各6克，薄荷8克，辛夷、细辛、甘草各4克，牙皂、樟脑各3克。上药混合加水煎汤，每天上下午分别滴服1次，成鹅每次5～8毫升，中鹅3～5毫升，雏鹅7日龄以内3～5滴。一剂可供100只雏鹅，或40只中鹅，或10～20只成鹅1天使用。本方主要功效清热解毒，安神开窍。用本方防治鹅感染鸭瘟，一般连用3～5天即可痊愈。

### 82. 如何用中草药防治鹅传染性法氏囊病？

蒲公英、板蓝根、大青叶各300克，金银花、黄芩、黄柏、甘草各90克，藿香、生石膏各30克。加水煎汤2～3次，煎成3000毫升，每羽5毫升一次内服。服药前鹅群预先停水3～4小时，严重的病鹅灌服。每天1剂，3剂为1疗程。本方主要功效清热解毒，燥湿止痢。法氏囊病多发于鸡，鹅几乎不发，原因可能是因环境消毒不严或传染性法氏囊病毒变异对鹅交叉感染后有致病性。用本方防治的同时，饲料中加入喘痢平散，3 天后鹅群基本恢复正常。

### 83. 如何用中草药防治鹅流感？

方一：芫荽根 15 克，山芝麻 15 克，玄参 15 克，附子 4 克，广豆根 4 克，官桂 4 克。煎水，以胡椒面 2 份拌和，供 100 只雏鹅灌服，连服 7 天。本方主要功效辛温解表，止咳平喘。用本方防治雏鹅流感有一定疗效。同时要加强饲养管理，注意防寒保暖，严格控制好育雏期的温度、密度、湿度和通风，配合抗生素防止继发感染，可有效控制本病。

方二：车前草 500 克，红糖 500 克。车前草加水 5～7.5 千克煎汁，加入红糖，供 200～300 只病鹅拌入饲料内服用，每天 2 次，连服 2 天。本方主要功效利湿解毒。用本方配合抗生素，加强防寒防湿保暖等措施，可有效控制本病。

### 84. 如何用中草药防治鹅巴氏杆菌病？

方一：黄连 150 克，黄柏 150 克，秦皮 150 克，建曲 100 克，谷芽 100 克，山楂 100 克，乌梅 100 克，甘草 100 克。粉碎，供 1000 只种鹅一次内服。本方主要功效清热燥湿，消食止泻。用本方防治鹅的禽出血性败血病，第 2 天病鹅大便开始成形，食欲明显好转，服第 2 剂药后，病鹅大便、食欲恢复正常，种鹅死亡得到控制，半个月后产蛋率明显提高，以后每隔 15 天服 1 剂，在服药期间，控制了该病的再度发生，产蛋率也转为正常。

方二：板蓝根 600 克，蒲公英 500 克，穿心莲 600 克，苍术 300 克。共为细末，根据年龄体重按每只 2～5 克一次内服。每天 2 次，连用 3 天。预防量减半。本方主要功效清热解毒，燥湿健脾。鹅霍乱的病原为禽型多杀性巴氏杆菌病，不同年龄的鹅都能感染，雏鹅、仔鹅较为敏感，鹅性成熟后开始产蛋时易感。发现病鹅要立即进行清圈、消毒，更换垫草，配合抗生素疗法、抗禽霍乱高免血清可有效控制本病。

### 85. 如何用中草药防治鹅沙门杆菌病？

方一：白头翁 1500 克、黄连 1500 克、黄柏 1500 克、秦皮 1500 克。研成粉末，拌 50 千克饲料供 500 只雏鹅喂服，每天 1 次，连用 3 天。本方主要功效清热解毒、凉血止泻。用本方防治曾用氯霉素、黄连素肌注及饮水治疗后不见明显好转的肉鹅沙门杆菌病，疗效快，效果明显。

方二：辣蓼、马鞭草、小蓟、地榆各 100 克。加水 4000 毫升煮沸 3 次，加自来水 200 千克，供 2200 只雏鹅 1 天自饮，连用 5 天。本方主要功效清热解毒，利湿止泻。

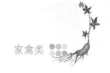

### 86. 如何用中草药防治鹅大肠杆菌病？

方一：茜草秧 200 克，苦参 150 克，穿心莲 100 克，蒲公英 60 克，白头翁 70 克，黄柏 60 克，地榆 60 克，黄芪 60 克，白术 50 克，诃子肉 40 克。加水温浸 1 小时，煎煮 2 次，第 1 次 1 小时，第 2 次 40 分钟，合并滤液，滤液加热浓缩至每毫升含生药 1 克，加入 3 克苯甲酸钠，混匀，冷却 48 小时，过滤分装。按 1 毫升/千克体重饮水给药，2 次/天，连用 3 天。本方主要功效清热解毒，止血止泻。用本方疗效确切。

方二：白头翁 110 克，黄连 40 克，黄芩 75 克，连翘 70 克，金银花 80 克，白芍 65 克，黄柏 75 克，地榆 85 克，栀子 60 克。加水 5000 毫升，煮沸后再用文火煮半小时，滤取药液。200 只鹅一次灌服，或拌入饲料中喂服，每天 2 次，每剂药煎 2 次，连用 3 ~ 4 天。本方主要功效清热解毒，涩肠止泻。用本方防治母鹅大肠杆菌病，配合抗菌止痢西药，收到良好的效果。母鹅在产蛋季节，抵抗力下降，大肠杆菌容易通过交配乘虚而入，因此要加强饲料管理，剔除外生殖器上有病变的公鹅，以防传播本病。

### 87. 如何用中草药防治鹅痢疾？

黄柏、白头翁、郁金各 10 克，黄芩、栀子、黄连、大黄、诃子、木通、甘草各 5 克。共为细末，加入白糖 20 克，供 10 只鹅 1 天 2 次内服。重病鹅不能服食的，用滴管滴服。每天 2 次，连用 3 ~ 4 天。本方主要功效清热解毒，涩肠止痢。鹅痢疾是由铜绿假单胞菌引起，发病死亡快、传染性特强，用本方有一定疗效。发病后隔离、配合敏感抗生素治疗效果更好。

### 88. 如何用中草药防治鹅葡萄球菌病？

方一：金银花 30 克，连翘 30 克，黄连 20 克，菊花 30 克，黄柏 30 克，甘草 30 克。加水 2000 毫升浸泡 2 小时，煎至 1000 毫升，倒出药液，以同样的方法第 2 次再煎药液 1000 毫升，两次药液混合，供 100 只鹅自饮。对病情严重的灌服。每天 1 剂，连用 5 天。本方主要功效清热解毒。用药 3 天后病鹅停止死亡，第 7 天全部治愈。

方二：金银花 40 克，栀子、黄连各 20 克，黄柏、连翘、菊花、甘草各 30 克。煎汤，供 100 只仔鹅一次饮服。本方主要功效清热解毒。用本方防治曾用青霉素、链霉素、土霉素治疗效果不佳的 1000 余只葡萄球菌病仔鹅，隔离发病鹅，彻底清除粪便、垫料，用 0.3% 过氧乙酸带鹅消毒，每天 1 次，连续 5 天，并在饲料中添加维生素。第 3 天病鹅停止死亡，第 7 天病鹅全部治愈。抑菌实验表明病例分离菌株对本方高度敏感。

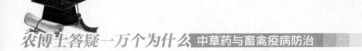

### 89. 如何用中草药防治鹅矛形剑带绦虫病?

方一:槟榔 0.8 克。研碎,置砂锅中加 3 倍水,煎 1 小时,加入适量面粉,捏制成丸剂,病鹅一次投服。本方主要功效驱虫。本方驱虫药效快速,鹅群服药后约 20 分钟开始排虫,成条或成团排出,虫体有的节片断裂,有的连同头节排出,排出的虫体尚能蠕动。未见不良反应。服药后第 3 天,鹅群精神好转,食欲增强,症状减轻,死亡停止。第 5 天取 4 只供试鹅放血剖检,肠道中均未见绦虫残存。

方二:槟榔、石榴皮各等份。切碎,混合,加适量水煮沸 1~2 小时。按每千克体重用生药 1 克将药液混入精料中喂服。驱虫前,停喂料 1 餐。本方主要功效驱虫。本方驱虫药效快速,药后 10 分钟可见排虫,0.5~1 小时达到高峰。但维持药效时间短,排出虫体大部分尚活,要反复连续驱除、及时处理好排出虫体和粪便。本试验表明槟榔石榴皮合剂对驱除矛形剑带绦虫、普氏剑带绦虫效果明显,经济效益显著。而且用药液混料喂服,方法简单、易操作,对正在产蛋种鹅不会影响产蛋量和质量。但要严格掌握剂量,每次槟榔剂量不要超过 0.6 克/千克体重,喂药时饲槽要充足,以保证每只鹅能同时吃到药。本方对未成熟的矛形剑带幼虫驱除率较低,对雁裂口线虫几乎无效。

### 90. 如何用中草药给鹅保健?

方一:党参 150 克,丹参 100 克,黄芪 120 克,赤芍 100 克,连翘 150 克,虎杖 100 克,地榆炭 100 克,知母 100 克,黄连 20 克。上药共研粉末,过 100 目筛,混匀。拌料混饲,预防量按 0.5% 的比例,连用 15 天;治疗量按 1% 的比例,连用 3~5 天。本方主要功效补气活血,涩肠止泻。本方对由鸡白痢沙门杆菌、大肠杆菌引起的腹泻有很好的防治作用,同时又是扶正祛邪之品,不伤雏鹅正气,有一定促生长作用。

方二:青蒿 15 克,常山 25 克,柴胡 9 克,苦参 15 克,地榆炭 10 克,白茅根 10 克,野菊花 15 克。上药粉碎过筛、混匀,拌料混饲。预防量按 0.5% 的比例,连用 5 天;治疗量按 1% 的比例,连用 8 天。本方主要功效驱虫,止血。本方对球虫病以及球虫病继发鹅的坏死性肠炎有明显防治效果,如配伍血痢宁效果更好。

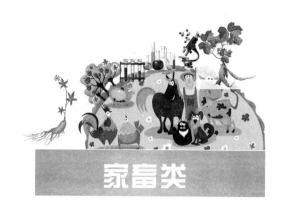

# 家畜类

## 第四章　中草药防治猪病

### 91. 如何用中草药防治猪瘟？

方一：生石膏 50 克，芒硝 30 克，大青叶 40 克，板蓝根 40 克，黄连 15 克，黄芩 15 克，大黄 20 克，生地 25 克，玄参 25 克，连翘 20 克，甘草 10 克。将生石膏研成极细末与芒硝混合，其他药水煎 2 次，去渣，趁热加入石膏、芒硝，候凉，体重 50 千克以上猪一次灌服，20～49 千克猪用量减半，20 千克以下用量为 1/3。本方主要功效清热解毒，滋阴凉血。用本方防治温和型猪瘟有一定效果。食欲开始恢复时剂量减至 1/3～1/2，粪便正常后去大黄、芒硝。

方二：马蹄香 30 克，苦参 30 克，川黄连 20 克，射干 15 克，马蹄草（积雪草）30 克，当归 15 克，黄芪 15 克，大黄 5 克，茯苓 10 克，五加皮 10 克。水煎，体重 40 千克猪一次拌料喂服或灌服，每天 1 次，连用 2 天。本方主要功效清热解毒。用本方配合紧急接种猪瘟兔化弱毒苗 20 头份，重症用 5% 葡萄糖 250 毫升、柱晶白霉素 60 万单位、板蓝根注射液 20 毫升、安痛定 10 毫升静脉注射，治疗温和型猪瘟，效果不错。

方三：生石膏 30 克，知母 30 克，金银花 25 克，蒲公英 25 克，玄参 14 克，连翘 13 克，桔梗 16 克，枳壳 14 克，荆芥 7 克，车前子 16 克，麦冬 16 克，生地 7 克，薄荷 7 克，甘草 10 克。共为细末，白米粥为引，分 2 次冲服，每天 1 剂。本方主要功效清热泻火，凉血解毒。用本方配合西药（红霉素 60

万单位，用注射水 10 毫升溶解后与 5%～10% 的葡萄糖注射液 150 毫升，体重 40 千克以上猪一次静脉注射，每天 2 次）治疗猪瘟有一定疗效。

方四：白药子 40 克，黄芩 40 克，大青叶 40 克，知母 30 克，连翘 30 克，桔梗 30 克，炒牵牛子 40 克，炒葶苈子 40 克，炙枇杷叶 40 克。水煎加鸡蛋清为引，1 次喂服 10 头仔猪，每天 2 次，连用 3 天。本方主要功效清热解毒，化痰平喘。同本方配合猪瘟高免球蛋白进行紧急注射，每天 2 次，连用 3 天；鱼腥草注射液按每千克体重 0.3 毫升肌内注射，每天 2 次，连用 3 天；全群混饲复方白乐美（主要成分为氟苯尼考等），连用 5 天。治疗仔猪猪瘟和猪肺疫混合感染效果很好。

方五：白砒，蟾酥。取红干枣若干，去核，放于药碾中碾轧，呈面团状，均匀撒布白砒和蟾酥粉，再碾轧混合均匀，搓成枣核状，外涂香油。选取耳背侧中外部，避开耳静脉，酒精消毒，用小刀划 1 厘米长切口，用镊子从切口向前探入 2～3 厘米，将药丸填埋皮内，切口用手捏压一下即可。本方主要功效清瘟解毒。用本方防治非典型猪瘟、附红细胞体病等温热性疫病，同时配合输液、抗菌消炎、灌服中药、全场消毒措施，治疗一周病情得到控制，停止死亡，10 天后可全部治愈。部分病例埋植药丸 24 小时后出现局部肿胀，10 余天后坏死脱落，形成空洞，但不影响生长发育；有些可出现全身发热反应，体温 40℃ 以下可自行消退，40℃ 以上时可肌内注射柴胡注射液退热。

## 92. 如何用中草药防治猪圆环病毒病？

方一：板蓝根 30 克，忍冬藤 35 克，连翘 30 克，白头翁 25 克，黄连 20 克，神曲 20 克，山楂 30 克，莱菔子 25 克，枳壳 20 克，甘草 15 克。水煎，拌料饲喂，每天 1 剂，连用 3 天。本方主要功效清热解毒，健脾开胃。前期用圆环 - 抗毒 5 号、黄芪多糖、氯唑西林钠注射、清瘟败毒散混饲治疗，效果更好。

方二：黄芪 150 克，黄芩 100 克，板蓝根 20 克，党参 50 克，茵陈 20 克，金银花 50 克，连翘 50 克，甘草 25 克。水煎 3 次，合并滤液，按每千克体重 1 毫升剂量灌服，每天 1 次，连用 7 天。本方主要功效清热燥湿，补气健脾。用本方配合黄芪多糖混饲、多维葡萄糖粉混饮、干扰素加黄芪多糖注射，治疗猪圆环病毒病效果较好。

## 93. 如何用中草药防治猪流感？

方一：葛根 400 克，升麻 200 克，陈皮 200 克，甘草 200 克，白芷 200 克，麻黄 200 克，细辛 100 克，紫苏叶 200 克，赤芍 200 克。共研细末。体重 50 千克猪每次 25 克，加生姜 5 片，带须葱白 3 根，煎汁温服。本方主要功效

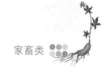

解肌发汗。用本方防治猪流感有效。

方二：金银花、大青叶、柴胡、葛根、黄芩、木通、板蓝根、荆芥、甘草、干姜各 25～50 克。粉碎，体重 50 千克猪一次拌料喂服，或煎汤喂服，每天 1 剂，连用 1～2 天。本方主要功效疏风、清热、解毒。用本方配合盐酸吗啉胍、安乃近注射，治疗猪流感效果较好。

方三：麻黄、杏仁各 1 份，生石膏 3 份，甘草 1 份。粉碎，混合，每次取 30～60 克，开水冲药温服。本方主要功效宣肺平喘。用本方防治猪流感效果好。

方四：荆芥 30 克，防风 30 克，羌活 20 克，独活 20 克，柴胡 30 克，前胡 20 克，茯苓 20 克，神曲 30 克，川芎 20 克，甘草 10 克。水煎 2 次，分 2 次服，每天 1 剂，或共为末，开水冲调，候温灌服，连用 3～4 天。本方主要功效发汗解表，散寒除湿。用本方防治风寒型猪流感有效。风热型猪流感用金银花、连翘、黄芩等寒凉性药物组方。

方五：金银花 20 克，连翘 20 克，黄芩 20 克，柴胡 20 克，牛蒡 20 克，甘草 20 克。水煮灌服，每天 1 剂，连用 3～5 天。本方主要功效疏风散热，清热解毒。用本方配合注射安乃近、黄金特号、青霉素和链霉素，治疗猪流感效果较好。

## 94. 如何用中草药防治猪传染性胃肠炎？

方一：白头翁 10 克，黄柏 10 克，黄芩 10 克，金银花 10 克，泽泻 10 克，木通 10 克，大黄 5 克，滑石粉 5 克，苍术 5 克，白术 5 克，陈皮 5 克，甘草 5 克，山楂 10 克，麦芽 5 克。水煎去渣，体重 20 千克猪分 3 次服用，每天 1 剂，连用 3 天。本方主要功效清热燥湿，健脾消食。用本方配合注射氯霉素、青霉素、地塞米松，内服氟哌酸、小苏打，疗效更好。

方二：板蓝根 150 克，黄芩 100 克，半夏 50 克，栀子 70 克，枳壳 70 克，黄连 50 克，罂粟壳 20 克，甘草 30 克。水煎 2 次，合并滤液（约 600 毫升）。30 日龄以内仔猪每头灌服 10～20 毫升，30 日龄以上者灌服 20～30 毫升，每天 1～2 次，连用 2～3 天。本方主要功效清热解毒，燥湿止泻。用本方配合西药（0.1% 高锰酸钾自由饮服；注射氨苄青霉素、安乃近、硫酸卡那霉素、山莨菪碱），疗效更好。

方三：黄连 100 克，黄柏 100 克，秦皮 100 克，厚朴 100 克，白头翁 200 克，青皮 150 克，山楂 200 克，莱菔子 150 克，藿香 150 克，地榆（炒炭）100 克，仙鹤草 150 克，白术 100 克，诃子 150 克，甘草 50 克。水煎 2 次，合并煎液，每次灌服 50 毫升，每天 1 次，病重猪每天灌服 2 次，连用 5 天。本方主要功效清热燥湿，健脾止泻。用本方配合西药（口服补液盐按比例兑水，

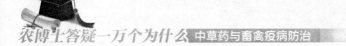

让猪自由饮服，连用5天；维生素 $K_3$，每头2毫升，肌内注射，每天1次，连用5天）治疗猪传染性胃肠炎疗效显著。

方四：党参50克，黄芪50克，升麻45克，陈皮40克，麦冬50克，玄参50克，槐花炭150克，诃子50克，黄连35克，大枣25枚，甘草50克。水煎3次，煎成500~1000毫升。供10头哺乳仔猪或1头大猪一次候温灌服，每天1剂，连用5天。本方主要功效补气滋阴，燥湿止泻。用本方配合葡萄糖生理盐水、碳酸氢钠静脉注射、山莨菪碱、病毒唑、地塞米松肌内注射等综合防治措施，使猪传染性胃肠炎病情得到控制。

方五：黄连100克，黄芩100克，板蓝根300克，黄柏700克，生地300克。水煎去渣，候温，体重100千克猪一次灌服。每天1次，连用3天。本方主要功效清热燥湿，凉血解毒。用本方配合基因工程干扰素肌内注射、5%碳酸氢钠、5%葡萄糖生理盐水静脉注射、口服补液盐，治疗仔猪传染性胃肠炎与水肿病混合感染有效。

### 95. 如何用中草药防治猪链球菌病？

方一：野菊花60克，蒲公英40克，紫花地丁30克，忍冬藤20克，夏枯草40克，芦竹根30克，大青叶30克。水煎取汁，10头猪一次拌料喂服，每天1次，连用3~5天。本方主要功效清热解毒，祛风散瘀。用本方配合西药（青霉素、链霉素和磺胺对甲氧嘧啶肌内注射，严重者静脉注射氨苄青霉素、维生素C、地塞米松，对假定健康猪群同时喂服复方新诺明粉进行预防），治疗猪链球菌病效果甚佳。

方二：黄连30克，黄芩30克，玄参30克，陈皮30克，甘草15克，连翘40克，板蓝根60克，牛蒡子30克，薄荷30克，僵蚕20克，升麻30克，柴胡30克，桔梗40克，栀子30克，石膏300克，知母30克，紫草50克。水煎2次，合并药液，体重50千克猪一次胃管灌服，每天1剂，连用2~4天。本方主要功效清热、凉血、解毒。用本方防治猪链球菌病，效果显著。

方三：生石膏300克，生地45克，水牛角30克，川黄连30克，栀子30克，桔梗30克，黄芩30克，知母25克，赤芍30克，玄参25克，连翘25克，甘草15克，丹皮30克，鲜竹叶15克。水煎，分2~3次胃管投服，每天1剂，连用3~6天。本方主要功效清热解毒，泻火凉血。用本方配合庆大霉素、卡那霉素、地塞米松注射；便秘，加大黄、芒硝；阴虚，加沙参、麦冬。治疗猪链球菌病效果好。

方四：金银花20克，连翘10克，蒲公英10克，地丁10克，大黄10克，山豆根10克，射干50克，麦冬20克，甘草5克。共为末，水煎候凉，按1%拌料喂服，或体重100千克猪，一次灌服100克，连用3~5天。本方主要功

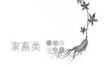

效清热、解毒、利咽。用本方配合磺胺间甲氧嘧啶钠、复方对乙酰氨基酚、50%葡萄糖、5%NaHCO₃注射，初期发病的猪3天可基本治愈。

### 96. 如何用中草药防治猪肺疫？

方一：板蓝根200克，大蒜50克，雄黄15克，鸡蛋清2个。将板蓝根煎水，加大蒜、雄黄、鸡蛋清调服，每天1剂，连用3天。本方主要功效清热解毒，清肺利咽。用本方配合西药（青霉素、链霉素分别按每千克体重250毫克、1000单位肌内注射，庆大霉素按每千克体重5000单位与猪肺疫抗血清同时肌内注射），取得较好效果。

方二：川贝母20克，款冬花20克，杏仁20克，栀子20克，陈皮20克，葶苈子20克，瓜蒌仁20克，黄芩25克，金银花35克，甘草15克。煎汤候温，拌少量米汤喂服，每天2剂，连用3天。本方主要功效清热散结，化痰止咳。用本方配合西药（青霉素240万单位、链霉素100万单位、氨基比林10毫升混合肌内注射，连用3天；重症用10%磺胺嘧啶钠60毫升、氨茶碱20毫升、5%葡萄糖200毫升混合耳静脉注射，每天1次，连用3天）治疗病猪，1周后可痊愈。

方三：鱼腥草10克，金银花10克，青蒿8克，野菊花10克，射干10克，马勃6克，桔梗6克，石膏15克，绿豆15克，车前草10克，夏枯草6克，大蒜20克。大蒜捣成泥，石膏、绿豆先煎，余药后下，煎成汤剂，待凉加入大蒜泥，使用前将药液充分搅拌再混入饲料中，体重20千克猪一次喂服，每天1剂，连用4~6天。本方主要功效清热解毒，化痰利咽。用本方配合青霉素、链霉素和磺胺类药物，可显著降低猪肺疫发病率和死亡率。

### 97. 如何用中草药防治猪丹毒？

方一：黄芩200克，芒硝200克，苍术200克，柴胡200克，大黄200克，升麻200克，黄柏150克，蛇4~5条（切成5~10厘米）。上药置瓷罐或缸内，加水2500毫升，加盖密封埋入地下发酵6个月，滤取药液。体重50千克猪，预防量每次灌服150毫升，每天1次；治疗量每天250毫升，连灌2~3天。本方主要功效清热解毒。用本方防治猪丹毒，一般服药2~3次，即可治愈。此外，配合止咳药物可治愈猪肺疫和其他热性病。

方二：石膏50克，知母30克，金银花20克，连翘15克，大青叶15克，板蓝根15克，僵蚕10克，薄荷10克，蚤休5克，蚕蜕5克。共为末，开水调，候温，体重60千克猪一次灌服。每天1剂，治愈为止。本方主要功效清热泻火，凉血解毒。用本方防治猪丹毒效果不错。粪便秘结，加大黄、枳实、厚朴等；出现口渴、尿短赤，加玉竹、麦冬、生地等；恢复期，加莱菔子、三仙等。

方三：土大黄 150 克，忍冬藤 300 克，蒲公英 200 克，车前草 200 克（上药均为鲜品）。水煎分 3 次灌服，每天 1 剂，连用 2~3 天。本方主要功效清热解毒，泻热消肿。用本方配合青霉素、安乃近肌内注射、治疗疹块型猪丹毒，效果不错。

方四：金银花 120 克，连翘 80 克，地骨皮 12 克，黄芩 80 克，大黄 120 克，蒲公英 150 克，三棵针 150 克，仙鹤草 100 克，葛根 150 克，生石膏 150 克，升麻 150 克，重楼 150 克，地丁 100 克，槟榔 50 克，地龙 85 克。水煎灌服，体重 15~30 千克的猪每次 20~40 毫升，每天 2~3 次，连用 3~5 天。本方主要功效清热解毒，宣表透疹。本方适用于亚急性型猪丹毒的治疗。配合注射青霉素、猪丹毒菌苗、穿心莲，效果更好。

方五：生石膏 90 克，生地黄 60 克，水牛角 60 克，黄连 30 克，栀子 30 克，桔梗 30 克，黄芩 30 克，知母 30 克，赤芍 30 克，玄参 60 克，连翘 30 克，丹皮 30 克，竹叶 30 克，大青叶 60 克，丹参 60 克，紫草 30 克。加水 1000 毫升，煎取 250 毫升药汁，体重 50 千克猪一次拌入饲料中喂服或灌服。本方主要功效清热、凉血、解毒。本方适用于亚急型猪丹毒的治疗。急性型用生石膏 240 克、生地黄 120 克、水牛角 120 克、黄连 60 克，去竹叶，加大青叶 120 克；慢性型则生石膏、生地黄、水牛角、黄连的用量减半，去桔梗、知母、竹叶、栀子，加升麻 18 克、泽泻 30 克、苦参 30 克、鸡血藤 60 克；粪便干硬，加大黄 30 克；腹泻，加茯苓 60 克；呼吸困难，加党参 30 克、五味子 18 克、麦冬 18 克。用本方配合注射青霉素、10% 葡萄糖，治疗猪丹毒，效果不错。

## 98. 如何用中草药防治仔猪白痢？

方一：黄柏 500 克，蒲公英 500 克，马齿苋 500 克，瞿麦 500 克。上药用水浸泡后，加水适量煎熬 20~30 分钟，过滤去渣，药汁浓缩到 1000 克，候凉灌服。5 千克以下仔猪每次 5 克，10 千克以下者每次 10 克，15 千克以下者每次 30 克。每天 2 次，连用 2 天。本方主要功效清热、利湿。用本方防治仔猪白痢，效果不错。在母猪临产前 15 天喂服，有效预防仔猪白痢。

方二：黄芪 30 克，白术 15 克，防风 12 克，炒艾叶 20 克。混合粗碎，加水浸泡 60 分钟，煎煮 2 次，每次 30 分钟，合并 2 次滤液，分 2 次灌服，早、晚各 1 次，连用 2~3 天。本方主要功效补中益气，燥湿止泻。用本方防治仔猪白痢效果不错。还可将上方中的药物除去杂质晒干，分别粉碎后过 60 目筛，按 5:3:2:4 比例混合均匀拌料喂服，每头仔猪 1 次用量 10~15 克，哺乳仔猪则喂服母猪 30~50 克，每天 1 次，连用 2~3 次，效果亦佳。

方三：白头翁 6 克，黄连 3 克，黄柏 3 克，苍术 3 克，白芍 3 克，秦皮 3

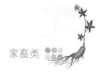

克。研末或煎汤分早晚 2 次灌服。每天 1 剂，连用 2 ~ 3 天。本方主要功效清热凉血，健脾止痢。用本方煎汤灌服治疗仔猪白痢效果显著。将上方制备成注射剂疗效更好。

方四：藿香 20 克，陈皮 20 克，木香 20 克，诃子 20 克，白头翁 24 克，连翘 24 克，苦参 24 克，葛根 24 克，木通 16 克，当归 16 克，山楂炭 50 克，滑石 60 克，雄黄 8 克，甘草 12 克。水煎，给母猪喂服。每天 1 剂，连用 2 ~ 3 剂。本方主要功效清热祛湿，理气止泻。用本方防治仔猪黄白痢，一般 3 剂即愈。本方配合注射庆大霉素、青霉素、氯霉素等，效果更佳。

方五：黄芩 150 克，黄柏 150 克，黄连 60 克，白芍 200 克，白头翁 200 克，五龙爪 150 克，陈皮 200 克，凤尾草 250 克，地锦草 350 克，地榆 200 克，神曲 200 克，马齿苋 400 克。水煎 2 次，第 1 次煎 2 小时，第 2 次煎 1 ~ 1.5 小时，合并滤液，浓缩至 4000 ~ 5000 毫升，加 0.25% 苯甲酸 15 ~ 20 毫升。每次灌服 10 毫升，每天 2 次，连用 2 ~ 3 天。本方主要功效清热燥湿，凉血止痢。用本方防治仔猪白痢，效果不错。

方六：地锦草 100 克，秦皮 100 克，马齿苋 50 克，苍术 50 克，白头翁 50 克，葛根 50 克。水煎 3 次，浓缩至 600 毫升，每头仔猪每次 20 毫升，每天 3 次，连用 2 天。本方主要功效清热凉血，燥湿健脾。用本方防治仔猪白痢，效果不错。

方七：猪苓 60 克，马齿苋 60 克，黄芪 60 克，大黄炭 50 克，泽泻 40 克，金银花 30 克，黄连 30 克，厚朴 30 克。共为细末，开水冲调，搅拌于精料中，让母猪自由采食。每天 1 剂，连用 3 天。本方主要功效除湿健脾，和中止痢。用本方防治仔猪白痢，效果不错。用上方结合火针后海穴，疗效更好。

## 99. 如何用中草药防治仔猪黄痢?

方一：二丑 400 克，白头翁 500 克，皂矾 50 克，红糖 50 克。将二丑置锅中文火炒至膨胀，再加红糖拌炒使之焦脆，冷却后加入白头翁、皂矾，共研细末。预防按每千克体重 0.25 克，于产后第 2 天拌料喂母猪，每天 1 次，连用 3 天。治疗按每千克体重 0.5 克，拌料喂母猪，每天 2 次，连用 3 ~ 5 天。本方主要功效清热凉血，利水止泻。用本方防治仔猪黄痢，效果不错。

方二：白头翁 50 克，黄柏 40 克，秦皮 30 克，黄连 30 克，黄芪 30 克，当归 30 克，板栗雄花絮 50 克。共研细末，哺乳母猪拌料喂服，每天 1 剂，连用 3 剂；同时取上药水煎，灌服 10 头发病仔猪，每天 2 次，连用 2 ~ 4 天。本方主要功效清热解毒，调气行血。用本方防治自然感染和人工感染仔猪黄痢，效果不错。能结合肌内注射环丙沙星更好。

方三：白头翁 400 克，马齿苋 400 克，龙胆草 200 克，大蒜 200 克。加水

4000毫升,小火慢煎,直至煎成800毫升药液。每头每次灌服7毫升,每天2次,连用3天。本方主要功效清热解毒。用本方配合庆大霉素、氧氟沙星注射、硫酸链霉素灌服,治疗仔猪黄痢,效果不错。

方四:黄连5克,黄柏20克,黄芩20克,金银花20克,诃子20克,乌梅20克,草豆蔻20克,泽泻15克,茯苓10克,神曲10克,山楂10克,甘草5克。研末,分2次拌入母猪饲料中喂服,连用2剂。本方主要功效清热燥湿,利水止泻。用本方防治仔猪黄痢效果显著。

### 100. 如何用中草药防治仔猪水肿病?

方一:白术10克,苍术10克,黄柏10克,泽泻6克,陈皮6克,枳壳6克,神曲6克,猪苓6克,甘草6克。煎汁2次,分2次灌服,每天每头1剂,连用3剂。本方主要功效健脾燥湿,利水。用本方防治仔猪水肿病有一定疗效。用本方结合注射20%葡萄糖、氯化钙、安钠咖、磺胺嘧啶钠效果更佳。若在断乳猪料中按每头每天加黄芩9克、白术6克、神曲6克(共研末拌料喂猪),连用3～6天,可有效降低发病率。

方二:苍术50克,白术40克,陈皮40克,茯苓40克,桑白皮40克,大腹皮30克,厚朴35克,川芎30克,桔梗30克,甘草20克,木通25克,车前草35克,山楂40克,神曲40克,麦芽40克。水煎取汁,将药汁混入饲料中,10头体重15千克仔猪一次喂服。对不能采食仔猪,取药汁50～80毫升候温灌服。每天1剂,连用2天。本方主要功效燥湿健脾,消积利水。用本方加减(寒冷季节,加桂枝30克;猪体温下降,加麻黄20克;气候较热,猪体温超过39℃,加黄连20克、栀子40克)配合盐酸环丙沙星、地塞米松、维生素C、维生素$B_1$肌内注射,治疗仔猪水肿病效果显著。

方三:黄连100克,黄芩100克,板蓝根300克,黄柏200克,生地300克。水煎去渣,每头灌服20毫升,每天1次,连用3天。本方主要功效清热燥湿、解毒。用本方防治仔猪水肿病,效果不错。

方四:黄芩10克,黄柏10克,大黄10克,芒硝10克,枳壳6克,厚朴6克,泽泻10克,茯苓皮10克,生姜皮10克,甘草5克。水煎灌服,每天1次,连用2～3天。本方主要功效清热燥湿,利水消肿。用本方配合10%磺胺嘧啶钠30～50毫升、25%葡萄糖注射液50毫升、40%乌洛托品注射液10～20毫升、10%钙注射液10毫升静脉注射,治疗仔猪水肿病,效果不错。

方五:车前草100克,鸭跖草100克,鲜蚯蚓20～30条。鲜蚯蚓洗净捣烂,车前草和鸭跖草煎至沸腾5分钟后,去渣,趁热冲泡蚯蚓,候温分3次灌服或混入食物中喂服,每天1剂,连用3～5天。本方主要功效利水消肿。用本方配合硫酸链霉素肌肉注射、口服呋喃唑酮,治疗仔猪水肿病,效果不错。

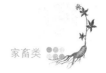

## 101. 如何用中草药防治仔猪副伤寒？

方一：黄芩20克，荆芥20克，桂枝20克，杏仁15克，麻黄15克，桔梗25克，防风25克，川芎12克，大枣12克，生姜10克，甘草10克。水煎，候温灌服，或研细末，开水冲调灌服。每天1剂，连服3～5天。本方主要功效清热、疏风、解表。用本方防治仔猪副伤寒病，效果不错。

方二：白头翁15克，黄连15克，白芍12克，苍术12克，龙胆草10克，生地10克，黄柏10克，金银花10克，木香10克，栀子8克，苦参8克，青藤香6克，陈皮6克，甘草6克。水煎灌服，每天1次，连服2～3天。本方主要功效清热凉血，健脾止泻。用本方配合地塞米松、卡那霉素肌肉注射，内服新诺明、诺氟沙星胶囊、酵母片，治疗仔猪副伤寒，效果不错。

方三：黄连9克，木香9克，白芍12克，槟榔12克，茯苓12克，滑石15克，甘草6克。水煎灌服，每头10～15毫升，每天1剂，连服3～4剂。本方主要功效清热燥湿，健脾利尿。用本方配合10%磺胺甲基异噁唑、地塞米松、维生素C肌肉注射，治疗仔猪副伤寒，效果不错。

方四：马齿苋60克，鲜枫叶60克，鲜松针30克。上药一半水煎，一半加水捣汁。两液混合，喂服，每天2～3次，连用3～4天。本方主要功效凉血解毒。用本方防治仔猪副伤寒有良效。

方五：黄连40克，木香40克，白芍30克，柴胡30克，大青叶50克，金银花50克，茯苓50克，黄芩50克，甘草25克。水煎4次，煎液混合，10头猪分4次服用，2天服完，连用4剂。本方主要功效清热解毒，利水止泻。用本方配合注射恩诺沙星、复方新诺明，治疗仔猪副伤寒效果不错。

## 102. 如何用中草药防治猪高热症？

方一：大黄25克，丹皮20克，栀子15克，连翘15克，金银花20克，天花粉20克，蒲公英20克，黄柏20克，黄芩20克，甘草10克，芒硝150克。煎汁后放入芒硝，候温1次灌服，每天1剂，连用2剂。本方主要功效清热解毒，攻积导滞。用本方防治猪无名高热有效。

方二：石膏40克，大黄20克，生地20克，金银花20克，栀子20克，板蓝根20克，黄芩30克，连翘30克，甘草30克。煎汁候温灌服，每天1剂，连用3天。本方主要功效清热解毒。用本方加减（阴虚，加麦冬、玄参；气滞，加厚朴、枳实），配合青霉素、链霉素、卡那霉素和安痛定注射，治疗猪无名高热，效果不错。

方三：生地60克，知母30克，玄参30克，金银花50克，连翘50克，竹叶40克，大青叶40克，甘草30克。按每千克体重0.5克煎汁饮水，每天2

次，连用 3~4 天。本方主要功效滋阴、清热、利水。用本方配合安乃近、庆大霉素、盐酸吗啉双胍、盐酸左旋咪唑、甲氧苄啶肌肉注射，治疗病猪效果不错。

方四：石膏 200 克，生地 50 克，水牛角 50 克，栀子 50 克，丹皮 50 克，黄芩 50 克，赤芍 50 克，玄参 50 克，知母 50 克，连翘 50 克，桔梗 25 克，甘草 15 克，淡竹叶 100 克。研末或煎水灌服。每天投药 30~100 克，连用 10~14 天。本方主要功效清热泻火，凉血解毒。用本方加减（热盛口渴，加金银花、黄柏、麦冬；咳重喘急，加贝母、杏仁、葶苈子；鼻塞不通，加辛夷；惊厥抽搐，加钩藤、茯神；粪便秘结，加大黄；尿液短赤，加滑石、二丑）、配合西药解热镇痛、抗菌消炎、抗病毒，治疗猪无名高热，效果不错。

方五：全当归 200 克，杭芍 150 克，五加皮 250 克，地骨皮 200 克，姜皮 150 克，茯苓皮 150 克，大青叶 250 克，藿香叶 300 克，制香附 150 克，川朴 200 克，枳壳 200 克，大黄 360 克，杏仁 150 克。煎汁，20 头猪一次拌料喂服或饮水，每天 1 次，连用 3 天。本方主要功效清热利水，理气通便。用本方加减（泄泻，去大黄、枳壳、川朴，加地榆炭、炒槐花、诃子；高热，加黄柏、黄芩；流涕，加荆芥、防风；尿短赤，加淡竹叶、葛根），配合氨基比林和特效阿莫仙等，治疗猪无名高热，效果不错。

### 103. 如何用中草药防治猪弓形虫病？

方一：贯众 80 克，雷丸 90 克，大青叶 60 克，青蒿 60 克，柴胡 40 克，地丁 40 克，百部 40 克。共研细末，拌入 100 千克饲料中喂服，连用 5~7 天。预防量减半。本方主要功效清热解毒，杀虫。用本方配合磺胺-6-甲氧嘧啶、三甲氧苄胺嘧啶、黄芪多糖治疗猪弓形虫病，效果显著。

方二：常山 20 克，槟榔 12 克，柴胡 8 克，麻黄 8 克，桔梗 8 克，甘草 8 克。将常山、槟榔先用文火煮 20 分钟，再加入柴胡、桔梗、甘草同煮 15 分钟，最后放入麻黄煮 5 分钟，去渣候温，体重 35~45 千克猪一次灌服。每天 1~2 剂，连用 2~3 天。本方主要功效清热，杀虫。用本方配合复方磺胺嘧啶钠注射液，按每千克体重 70 毫克剂量肌肉注射（首次量加倍），或增效磺胺-5-甲氧嘧啶注射液，按每千克体重 0.2 毫升剂量肌肉注射，每天 2 次，连用 3~5 天，治疗猪弓形虫病有一定疗效。

### 104. 如何用中草药防治猪蛔虫病？

方一：生南瓜子 15 克，芒硝 15 克。将生南瓜子捣碎，加芒硝拌匀，再拌入饲料喂服，每天 2 次，连用 2~3 天。本方主要功效杀虫。用本方防治猪蛔虫效果显著。

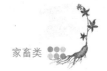

方二：鲜辣蓼。将鲜辣蓼与饲料按 2∶1 或 3∶1 比例拌匀饲喂，连用 5 天。本方主要功效杀虫。用本方防治猪蛔虫病，效果不错。

方三：乌梅（去核）100 克，贯众 100 克，鹤虱 100 克，雷丸 100 克，川楝 80 克，槟榔 100 克，甘草 20 克，党参 60 克，当归 60 克。共研细末，按每千克体重 3 克喂服，连用 3 次。本方主要功效驱虫，补气血。用本方防治猪蛔虫病，效果不错。服用上方 3 次后，停食半天再服油类泻剂，效果更好。

方四：槟榔 15 克，鹤虱 15 克，苦楝根 15 克，枯矾 10 克，炒胡椒粉 15 克，使君子 25 克，芜荑 15 克。水煎，拌料喂服。本方主要功效驱虫。用本方防治猪蛔虫病有效。结合西药（阿维菌素或伊维菌素 0.3 毫克/千克，1 次皮下注射）效果更好。还可用使君子 25 克，槟榔 10 克，石榴皮 10 克，贯众 10 克，大黄 10 克，辛夷 10 克，二丑 20 克，芒硝 12 克，甘草 3 克，水煎取汁，分 2 次拌料喂服。

方五：乌梅 50 克，茵陈 50 克，白芍 15 克，龙胆草 15 克，槟榔 15 克，川椒 10 克，干姜 9 克，甘草 6 克。水煎，候温灌服。本方主要功效驱虫、清热、敛阴。用本方防治猪蛔虫病有效。结合西药（敌百虫 100 毫克/千克，或左旋咪唑 800 毫克/千克，或丙硫苯咪唑 10～20 毫克/千克，拌料喂服）效果更好。腹痛剧烈，加郁金、延胡索；粪便秘结，加大黄。

## 105. 如何用中草药防治猪疥癣？

方一：硫黄 40 克，枯矾 50 克，花椒 30 克，雄黄 20 克，蛇床子 20 克。共研细末，调油擦患部，每天 1 次，连用 2～3 天。本方主要功效杀虫。用本方防治猪疥癣效果较好。还可用烟丝 50 克、食醋 500 克，煎水滤渣取液擦患部；或百草霜 3 克与生油调匀涂擦，或棉叶适量煎水洗患部，或荞麦秆灰适量调水洗涂患部。

方二：硫黄 15 克，花椒 15 克，花生油（或豆油、棉籽油）100 毫升。植物油烧开，加入硫黄和花椒，搅拌成粥状。待冷却后涂擦患处。本方主要功效杀虫。用本方治疗猪疥癣，用药 2～3 次，告愈。

方三：烟叶。加 20 倍量的水浸泡 1 昼夜，再煮 1 小时，用药液涂擦患处 2～3 次。本方主要功效祛风杀虫。用本方防治猪疥癣效果好。

方四：狼毒 60 克，蛇床子 15 克，百部 20 克，巴豆 15 克，木鳖子 15 克，当归 20 克，荆芥 15 克。硫黄 30 克（研末另包），冰片 10 克（研末另包）。植物油 1 千克烧热，放入前 7 味药，慢火熬 5 分钟，候温将硫黄、冰片加入拌匀，涂擦患处。本方主要功效杀虫。用本方防治猪疥癣，效果不错。

方五：老松树皮炭 100 克，黄柏（盐炒）250 克，熟石膏 200 克。上药共研细末，加豆油 1 千克，熬成膏，抹于患处。本方主要功效杀虫，敛疮。用本方防治猪疥癣效果好。

### 106. 如何用中草药防治猪虱？

方一：鲜桃叶。捣碎涂擦。本方主要功效杀虫。用本方防治猪虱效果好。

方二：兽用精制敌百虫4片，滑石粉100克，樟脑丸2粒。共研细末，涂撒患处，每天1次，连3~5天。本方主要功效杀虫。用本方防治猪虱效果较好。本方还可用于治疗牛、兔、鸡等畜禽的体外寄生虫病。

方三：百部250克，苍术200克，菜油200克，雄黄100克。先将百部加水2千克煮沸后去渣，然后加入苍术细末、雄黄和菜油，充分搅匀后涂擦患部，每天1~2次，连用2~3天。本方主要功效杀虫。用本方防治猪虱效果较好。还可用烟叶30克，加水1千克，煎汁涂擦，每天1次；或煤油10毫升，食盐1克，温水2毫升，混合后涂擦；或生猪油、生姜各100克，混合捣碎成泥状涂擦。

### 107. 如何用中草药防治猪不食症？

方一：党参15克，白术15克，黄芪15克，当归10克，熟地10克，川芎10克，白芍10克，甘草10克，神曲10克，山楂10克，麦芽10克，陈皮20克。水煎成浓汁，一次灌服，每天1剂，连用3~5天。本方主要功效补气养血，健脾开胃。用本方配合25%~50%葡萄糖、维生素C、氢化可的松静脉注射、内服酵母片、复合维生素B，治疗猪产后衰竭不食有效。

方二：柴胡、当归、白芍、白术、茯苓、炙甘草、薄荷、生姜各10~20克。水煎，胃管投服或拌食喂服，每天1剂，连用3剂。本方主要功效疏肝解郁，理气健脾。用本方防治猪顽固性不食有效。粪干，加槟榔、桃仁；拉稀，加山药、车前子；腹胀，加莱菔子；腹痛，加延胡索、五灵脂。

方三：白术50克，黄芩45克，龙胆草45克，桔梗45克，苍术50克，厚朴45克，白豆蔻35克，甘草25克。水煎灌服，每剂3次，每天2次，连用2~3天。本方主要功效清热燥湿，醒脾调胃。用本方配合青霉素、双黄连注射液、维生素$B_1$注射液肌肉注射，治疗母猪产前不食效果显著。

方四：海带500克，鲜肉骨1000克。将海带洗净，切碎，加鲜肉骨，加清水3000毫升炖熟，捞出骨头，待煎汤放凉后分3次拌饲料喂服，每天1次。本方主要功效滋补暖胃。用本方防治猪产后不食有效。

方五：党参30克，白术30克，当归30克，黄芪60克，三棱15克，莪术15克，建曲30克，山楂30克，麦芽30克，炙甘草15克，食醋50毫升。水煎，体重60千克猪一次灌服，每天1剂，连用2~3天。本方主要功效益气补中，消食导滞。用本方防治猪顽固性不食，效果不错。治疗母猪产后不食可配合注射复合维生素B 20毫升，同时去麦芽；体温高，配合青霉素、地塞米

松；便秘，加生地、玄参、麦冬、麻仁；恶露不尽，加五灵脂、蒲黄。

方六：大黄 20 克，厚朴 10 克，枳壳 10 克，芒硝 15 克（冲），玄参 20 克，麦冬 15 克，生地 15 克，当归 20 克，麻仁 10 克，番泻叶 10 克。水煎服，每天 1 剂，用 1~2 剂。本方主要功效润肠通便，消积导滞。用本方防治母猪顽固性不食 1~2 剂可治愈。产前不食、便秘不食，去芒硝，加黄芩、白术；产后便秘不食，去生地，加熟地、白芍；气虚体弱，加黄芪、白术、党参；空怀母猪顽固性不食、便秘，去枳壳，加枳实、大黄。

### 108. 如何用中草药防治僵猪？

方一：山楂 120 克，陈皮 30 克，厚朴 30 克，香附 30 克，雷丸 30 克。共研细末，拌料喂服，体重 5~8 千克猪每天 80 克，10~20 千克猪每天 120 克，20 千克以上猪每天 240 克，连用 3 天。本方主要功效消食导滞。用本方结合西药（伊维菌素或阿维菌素注射液按每千克体重 2~10 毫克，肌苷注射液 200 毫克，维生素 $B_{12}$ 1 毫克，维生素 $B_1$ 200 毫克，分别肌肉注射，7 天 1 次，连用 2~3 次），治疗僵猪，效果不错。

方二：炒神曲、炒山楂、炒麦芽各 30~45 克。共研细末，拌料喂服，每天 2~3 次，连用 3~5 天。本方主要功效消食开胃。用本方防治僵猪，同时用马钱子酊 2~3 毫升，人工盐 25 克，大黄苏打片 0.5 克，拌料喂服，有一定效果。

方三：碳酸氢钙、苍术各 10~20 克，食盐 5~10 克。研成细末，分 3 次均匀拌料饲喂，体重 15~25 千克每次 200 克，体重 30 千克以上每次 300 克。每天 1 次，连用 10 天。2 个月再喂服 1 个疗程。本方主要功效壮骨，健胃。用本方防治僵猪有一定效果。还用焙黄的蛋壳、骨头各 500 克，贯众、何首乌各 250 克，粉碎拌料喂服。

方四：绵马贯众 3 克，制首乌 3 克，麦芽 47 克，炒黄豆 47 克。粉碎，10 头仔猪一次拌料喂服，每天 1 次，连用 5 天后，再用上药 100 克拌全价料 50 千克喂服，连用 14 天。本方主要功效健胃消食。用本方防治僵猪有效。在用本方前 5 天，按每千克体重用左旋咪唑 15~20 毫克拌料投喂，效果更好。

方五：芒果叶 1000 克，槟榔 120 克，甘草 100 克，茯苓 80 克，陈皮 80 克，当归 80 克，黄芩 60 克，白术 60 克。混合粉碎，过 100 目筛。每天 300 克加入饲料中，分数次喂服，连用 3 天。本方主要功效导滞，健脾。用本方防治僵猪，效果不错。

### 109. 如何用中草药防治猪腹泻？

方一：草豆蔻 20 克，木香 25 克，丁香 30 克，藿香 30 克，陈皮 15 克，青皮 15 克，肉桂 15 克，木通 20 克，茯苓 20 克，生姜 25 克，枳壳 15 克，车前子 15 克，泽泻 15 克。煎汁去渣，候温加白酒 20 毫升，一次灌服。体重 10 千克以下猪每次 50 毫升，10～20 千克猪每次 50～150 毫升，20～50 千克猪每次 150～500 毫升，50 千克以上猪每次 500～1000 毫升。每天 1 剂，连用 2～3 天。本方主要功效温中和胃，利水止泻。用本方加减（病初腹痛不安、呕吐不止，加延胡索 15 克、香附 15 克、姜半夏 15 克；病后期伤津口渴贪饮，去茯苓、车前子、木通，加百合 15 克、麦冬 15 克、石斛 10 克、芦根 10 克；久泻不止，加乌梅 15 克、石榴皮 10 克、诃子 10 克；病后期食欲不振，加山楂 20 克、神曲 20 克、莱菔子 20 克）治疗猪不明原因腹泻。

方二：白头翁 30 克，龙胆草 20 克，黄连 10 克，黄芪 30 克。水煎 2 次，取汁，分 3 次灌服 10 头 7 千克仔猪，每天 1 剂，连用 1～2 剂。本方主要功效清热凉血，燥湿健脾。用本方加减（腹泻严重、泄粪较多，加乌梅、诃子各 15 克；腹泻后期，加白术、茯苓各 20 克；脱水严重，用 5% 碳酸氢钠 10 毫升/千克、复方生理盐水 10 毫升/千克静脉注射）治疗猪腹泻效果较好。

方三：藿香 15 克，紫苏 10 克，白芷 10 克，桔梗 10 克，白术 10 克，厚朴 10 克，半夏 10 克，大腹皮 10 克，茯苓 10 克，陈皮 10 克，甘草 5 克，大枣 15 克。水煎候温灌服，每天 1 剂，连用 3～4 剂。本方主要功效解表化湿，理气和中。用本方加减（气血虚弱，加人参 12 克，熟地 10 克，黄芪 10 克），病重脱水者，腹腔注射或静脉注射 25% 葡萄糖溶液 100～200 毫升、维生素 C 10～20 毫升、安钠咖 2～10 毫升，治疗幼猪冷泻，效果不错。

方四：苦参 10 克，地榆 10 克，大黄 5 克，黄连 5 克，知母 5 克，柴胡 5 克，石膏 5 克，神曲 10 克，山楂 5 克，陈皮 5 克，木通 5 克，滑石 10 克，罂粟壳 5 克。文火水煎，每剂煎 3 次，每次滤取煎液约 300 毫升，10～30 千克体重猪分 2 次灌服，每天 1 剂。药渣拌入饲料内喂服，连用 3～4 天。本方主要功效清热消积，利水止泻。用本方治疗猪腹泻，效果不错。同时每天给病猪 1～2 次口服补液盐，效果更好。

方五：附子 10 克，肉桂 6 克，干姜 12 克，白术 12 克，党参 20 克，甘草 10 克。水煎 2 次，过滤药液 200 毫升。用棉球蘸药，在患猪腹、背部反复擦 2～3 分钟，尽量不让药液流失。每天 1～2 次，连用 1～3 天。本方主要功效温中散寒，化湿止泻。用本方防治仔猪断奶前寒泻有良效。热泻，用葛根 12 克、黄连 10 克、黄芩 12 克、炙甘草 10 克；脾虚，用党参 15 克、白术 12 克、茯苓 15 克、木香 10 克、藿香 12 克、葛根 12 克、甘草 10 克；伤食泻，用神曲 20 克、川黄连 10 克、茯苓 15 克、半夏 10 克、陈皮 10 克、莱菔子 15 克、车前子 15 克。

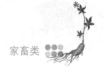

方六：党参 15 克，黄芪 15 克，当归 15 克，炒白术 20 克，炒山药 30 克，乌梅 12 克，煨诃子 12 克，酸石榴皮 12 克，茯苓 13 克，泽泻 13 克，炙甘草 10 克。水煎，候温，分 3 次灌服，15 ~ 20 千克体重仔猪，每天 1 剂，连服 2 ~ 4 剂。本方主要功效益气补中，涩肠止泻。用本方加减（脱肛，加柴胡、升麻；四肢、耳鼻冰冷，加干姜、附子；消化不良，加焦三仙、砂仁）治疗仔猪顽固性腹泻，效果不错。

## 110. 如何用中草药防治猪便秘?

方一：山楂 40 克，麦芽 50 克，六曲 50 克，莱菔子 40 克，大黄 30 克，芒硝 40 克。水煎灌服，每天 1 剂，连用 2 ~ 3 天。本方主要功效消积导滞，健脾消食。用本方防治猪便秘效果较好。病初期口渴严重时，加石膏以清热泻火生津；病程较长、体质差时，加黄芪、当归、川芎，以补气活血；发热时，加柴胡、生姜、荆芥；腹胀比较严重时，加陈皮、厚朴、枳实。

方二：木香 8 克，玉片 6 克，大黄 15 克，芒硝 30 克。共研细末，开水冲调，体重 40 千克以下猪用汤匙慢慢灌服，每天 1 剂，连用 2 剂。行气导滞，润燥破结。用本方防治猪便秘 45 例，屡试屡验。津液亏耗，加党参 30 克、白术 20 克、沙参 20 克、麦冬 20 克、当归 20 克、山药 40 克。

方三：玄参 50 克，麦冬 40 克，生地 50 克，黄芩 30 克，杏仁 30 克，陈皮 50 克，大黄 30 克，炒三仙各 30 克。共为细末，开水冲调，50 千克猪分早、晚 2 次拌料喂服或灌服，每天 1 剂，连用 2 ~ 3 天。本方主要功效滋阴泻火，滑肠通便。用本方防治猪顽固性便秘效果不错。腹胀气滞，加枳壳；口渴，加生石膏。

方四：炙巴豆（成年母猪 1 克，育肥猪 1.2 克）、甘遂（成年母猪 4 克、育肥猪 6 克），大黄 40 克、芒硝 50 克、干姜 50 克。共为细末，开水 500 毫升冲调，候温 1 次灌服。本方主要功效攻积导滞。用本方配合 10% 安钠咖、5% 盐酸毛果芸香碱、30% 安乃近肌内注射，5% 氯化钠静脉注射，治疗顽固性便秘有一定效果。

方五：大黄 16 克，芒硝 30 克，厚朴 16 克，枳实 16 克。研末水煎，1 次性喂服，每天 1 剂，连用 2 天。本方主要功效攻下、泻热、通便。用本方结合西药（鱼腥草注射液 40 毫升、先锋 5 号 240 万单位肌肉注射，维生素 $B_1$ 注射液 10 毫升后海穴注射）治疗猪便秘，效果不错。

方六：玄参 20 克，麦冬 20 克，生地 20 克，大黄 30 克，芒硝 30 克。水煎灌服，每天 1 剂，连用 3 ~ 4 天。本方主要功效泻热通便，滋阴增液。用本方对热痢后期的津枯便秘确有良好的效果。食欲不振，加党参、白术、山楂、麦芽。

### 111. 如何用中草药防治猪脱肛?

方一:八棱麻 50 克,桐油 50 克,金银花 30 克,红花 30 克,鸡蛋清 10 克。混合,加童尿调成糊状,涂搽于脱出的直肠,并将直肠复位。本方主要功效清热解毒。用本方防治猪脱肛,一次见效。八棱麻,别名戳戳叶,系多年生草本植物,常以根、叶入药,性味苦寒,具有清热解毒的功放。

方二:明矾 50 克。研成细粉,撒在脱出的直肠上,轻轻揉擦,将脱出的直肠送回,稍停 2~3 分钟后,再将猪放开。本方主要功效解毒,收敛。用本方防治猪脱肛,一次即愈。

方三:明矾、五味子、云南白药(中成药)、消炎粉各等份。明矾、五味子碾细末,然后加入云南白药、消炎粉充分混合。将脱出直肠用 0.1% 高锰酸钾溶液或温热的生理盐水洗干净,将本方药末均匀撒于患处,保持经常有药。本方主要功效解毒止痛,收敛消肿。用本方防治猪脱肛,轻症 2~3 天即愈。结合 0.5% 盐酸普鲁卡因青霉素液后海穴封闭,效果更好。

方四:明矾。加 20 倍水溶解,三层滤纸过滤,分装,高压灭菌 30 分钟。先将脱出直肠以 0.1% 高锰酸钾温水洗净,去除坏死组织,肿胀处用小宽针点刺,挤出血水,用 2% 明矾水冲洗后还纳。然后取消毒的明矾注射液 30~50 毫升在肛门周围 1~2 厘米分点注射,每点注射 3~4 毫升,每天 1 次,连用 2~3 天。本方主要功效解毒,收敛。用本方防治仔猪脱肛,效果不错。

### 112. 如何用中草药防治猪尿不利?

方一:滑石 20 克,猪苓 10 克,泽泻 8 克,茵陈 15 克,灯心草 15 克,知母 15 克,黄柏 10 克。水煎,1 次灌服。本方主要功效清热利湿。用本方配合硫酸庆大霉素 30 毫克、地塞米松磷酸钠 20 毫克一次肌肉注射,治疗母猪产后尿闭,效果不错。

方二:玉米须 30~60 克(鲜品 60~100 克)。水煎去渣,候温灌服,每天 1 剂,连用 2 天。本方主要功效清热利尿。用本方治疗公猪尿道阻塞、淋浊,效果不错。

方三:蟋蟀 10~30 只,蝼蛄 10~30 只(共捣如泥),红糖 100~200 克。开水冲调,候温灌服。本方主要功效利水,消肿。用本方防治猪胞转 20 例,1~3 剂即愈。

### 113. 如何用中草药防治猪骨软症?

方一:骨粉 70%,仙灵脾 1.5%,五加皮 2.5%,茯苓 2.5%,白芍 1.5%,苍术 1.5%,大黄 2.5%,小麦麸 18%。混合研末,加骨粉搅拌均匀,每天 30~50 克,分 2 次拌料喂服,连用 7 天。本方主要功效补肾、健脾、壮

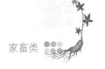

骨。用本方防治骨软症，效果不错。

方二：炒苍术 300～500 克，煅牡蛎（醋炙）200～250 克。研成细末，混入 7 天的饲料喂服，每天 2～3 次。本方主要功效燥湿、健脾、固精。用本方同时适量添加生长素，治疗猪骨软症效果较好。体瘦，加麦芽、健曲、食盐；粪便干结，加麻仁；尿液黄，加首乌。

方三：麦饭石 95%，六神曲 2%，陈皮 1%，大黄 1%，甘草 1%。共研细末，按 2% 拌料喂服母猪，连用 30 天。本方主要功效健脾、壮骨。用本方喂服生产母猪，可显著减少仔猪骨软症、拉稀、贫血、异食癖的发生，提高仔猪存活率。

### 114. 如何用中草药防治猪风湿症？

方一：制川乌 30 克，制草乌 30 克，胆南星 25 克，地龙 15 克，乳香 30 克，没药 30 克，当归 30 克，川芎 30 克，独活 30 克，羌活 30 克，桑寄生 30 克，杜仲 30 克，牛膝 30 克，续断 30 克，肉桂 30 克，附片 15 克，细辛 10 克，陈皮 25 克，厚朴 15 克，甘草 25 克。每剂煎服 3 次，连用 3 剂。本方主要功效祛风除湿，温经通络，逐瘀止痛。

方二：当归 9 克，独活、桑寄生、秦艽、苍术各 6 克，甘草 3 克。水煎去渣，候温，小猪 1 次灌服或拌料。本方主要功效祛风散寒，活血利湿。用本方防治猪风湿症效果较好。四肢痛，加羌活 6 克，桂枝 3 克；腰痛，加杜仲 6 克；痛无定处，加防风 6 克，威灵仙 3 克；痛甚，加乳香 3 克，没药 6 克。

方三：浮萍 9 份，蜂蜜 2 份。混合捣烂，每次投服 0.5 千克，同时服水酒 20 毫升，每天 2 次，连用 8～10 天。本方主要功效解表发汗，行水消肿。用本方防治猪风湿瘫痪效果不错。

方四：汉防己、威灵仙、独活各 20 克，秦艽、防风、白芍、当归、茯苓、川芎、桑寄生、杜仲、牛膝、桂枝各 10 克，甘草 5 克，细辛 3 克。共为细末，分为 2 份，每次 1 份，用开水冲调，加黄酒 100 毫升，灌服，每天 1 次，连用 3～5 天。本方主要功效祛风胜湿，通经活络。用本方加减（四肢硬直，加麻黄、五加皮、白芷、紫苏、羌活、僵蚕各 10 克；半侧身体不能动或麻木失调，加萹蓄、瞿麦、石韦、木通各 10 克；气虚，加党参、生芪、白术各 20 克；血虚，加熟地、核桃仁、山药各 20 克；后肢不灵活，加毕澄茄、菟丝子、巴戟天、小茴香、补骨脂、肉桂各 15 克；体温升高，加羌活、柴胡、葛根、木瓜各 20 克），配合 1% 水杨酸钠溶液静脉注射，治疗猪风湿症效果较好。

方五：猪蹄匣壳 4 对（焙干），木通 25 克，穿山甲 20 克，王不留行 20 克。共为细末，75 千克以上猪 1 次服；75 千克以下猪分 2 次服或拌料，每天或隔天 1 剂。本方主要功效补气养血，通经下乳。用本方防治猪风湿症效果较好。气血不足，加党参、黄芪、当归、白芍；经脉壅滞、气血不畅，加路路通、漏芦。

### 115. 如何用中草药防治猪湿疹？

方一：枯矾 35 克，黄柏 30 克，海螵蛸 20 克，黄连 15 克，黄芩 15 克，板蓝根 15 克，甘草 15 克，冰片 10 克，苦参 10 克，生地 10 克，滑石 10 克，车前子 10 克。共为细末，开水冲服，每天 2 次，连用 2~3 天。本方主要功效清热燥湿，利水消肿。用本方结合西药（红斑性和丘疹性湿疹，用胡麻油和石灰水等量混合涂擦；水疱性、脓疱性和糜烂性湿疹，用 3%~5% 龙胆紫涂擦或撒布氧化锌、滑石粉 1:1）。痂皮期用硼酸软膏或氧化锌软膏涂擦；奇痒不安时，用 1%~2% 石炭酸酒精液涂擦，治疗猪湿疹，效果不错。

方二：芒硝 50~200 克。加冷开水 200~500 毫升，溶解后涂擦患部，每天 4~5 次。或用干净毛巾浸药液湿敷患处，每次 30 分钟，每天 2 次，连用 1~3 天。本方主要功效清热消肿。用本方防治猪湿疹，一般轻者 1~2 天，重者 3 天可愈。

方三：苦参 30 克，黄柏 30 克，百部 30 克，黄芩 30 克，生石膏 30 克，硫黄 20 克，冰片（后下）10 克，明矾（后下）10 克。前 6 味水煎取汁，趁热放入冰片和明矾，搅匀，过滤残渣，制成 500 毫升，候温涂擦患处，连用 2~3 天。本方主要功效清热燥湿，消肿定痛。用本方防治猪湿疹，初期用药 1 次即可，局部结痂脱皮的 2~3 次即愈。

方四：柴胡 20 克，黄芩 20 克，金银花 20 克，防风 20 克，白鲜皮 20 克，桔梗 15 克，蝉蜕 15 克，丹皮 15 克，当归 15 克，半夏 15 克，黄芪 40 克，大枣 5 枚，甘草 6 克。共研细末，开水冲调，1 次灌服，每天 1 剂，连用 2~3 天。本方主要功效清热燥湿，利水消肿。用本方内服，同时用大黄、黄连、黄芩、地肤子、蛇床子、百部各 35 克水煎外洗患处，治疗猪湿疹效果很好。

方五：金银花 10 克，地丁草 15 克，一枝黄花 15 克，野菊花 15 克，黄芩 15 克，黄柏 15 克，玄参 30 克，土茯苓 20 克，陈皮 12 克，甘草 10 克。煎汁喂饲 10 头仔猪，每天 1 剂，连用 3 天。本方主要功效清热燥湿，治疗仔猪湿疹有效。

方六：吴茱萸 200 克，乌贼骨 15 克，硫黄 80 克。粉碎成细末，均匀撒敷患处。或将上药细粉用蓖麻油或化开的猪油调匀，涂抹，每天 1 次，连用 3 天。本方主要功效清热燥湿，消肿定痛。用本方防治猪湿疹疗效显著，重症可配合大叶桉注射液、地塞米松、维生素 $B_2$ 肌肉注射。

### 116. 如何用中草药防治猪胎动不安？

方一：苏叶 10 克，艾叶 15 克，白术 15 克，黄芩 15 克，续断 15 克。水

煎为30%浓度药汁，一次内服。本方主要功效理气和血，止痛安胎。用本方加减（体虚，加黄芪、党参；血热胎动加白芍；肾虚或腰部损伤，加杜仲；阴道流血，加阿胶）治疗猪胎动不安，效果不错。

方二：菟丝子60克，熟地50克，党参40克，山药40克，白术30克，续断30克，甘草25克，枸杞子30克，杜仲20克。水煎服，分2次食后灌服，每天1剂，连用6剂。本方主要功效补肾壮阳，益气养血，安胎。用本方加减（腹痛起卧，加炒白芍30克、陈皮20克；阴道流血，加阿胶30克、仙鹤草30克、地榆炭30克；偏阴虚胎热，加生地30克、麦冬20克、黄芩20克；偏气虚胎寒，加黄芪50克、艾叶炭30克、砂仁30克）治疗习惯性流产疗效满意。

方三：白术30克，当归30克，川芎30克，荆芥30克，羌活32克，黄芪35克，厚朴30克，菟丝子32克，枳壳28克，贝母31克，艾叶32克，甘草20克。打碎成粉拌料，每天1剂，连用2～3天。本方主要功效补气养血，固肾安胎。用本方配合肌肉注射黄体酮抑制子宫收缩，治疗猪胎动不安效果显著。

### 117. 如何用中草药防治猪妊娠水肿?

方一：大腹皮12克，生姜皮12克，黄芪12克，炒白术15克，双宝15克，茯苓皮20克，赤小豆20克，陈皮10克。水煎成30%浓度的药汁，加红糖少许为引，混料喂服。本方主要功效健脾行水，扶正安胎。用本方防治妊娠中期四肢下部，腹下及阴部水肿，其中头部、四肢俱肿较重者，取鲤鱼头2只煎汁兑入药汁同服。疗效不错。

方二：土炒白术45克，大腹皮25克，茯苓25克，桑白皮20克，生姜25克。水煎，拌料喂服或灌服，每天1剂，连用2～3剂。本方主要功效健脾，利水。用本方加减（气虚，加党参、黄芪；血虚，加当归、熟地、白芍、川芎；气滞，加枳实、青皮）、配合10%碘酒（10毫升加水100毫升，浸泡纱布缠于浮肿处，外包绷带，剩余碘酒水，每隔3～5小时浇洒患处），治疗猪妊娠水肿效果较好。

### 118. 如何用中草药防治猪乳房炎?

方一：鲜鱼腥草100～150克（干品减半），铁马鞭50～100克。加2～3倍量清水煎熬，煎液连同药渣拌料喂服。本方主要功效清热解毒，利水消肿。用本方防治猪乳房炎，通常使用3～4次，乳房红肿便可消退。病初配合使用普鲁卡因青霉素在乳房基部周围注射封闭，效果更快更好。

方二：虎杖30克，杏香兔耳风35克，党参40克，王不留行30克，穿山甲 25 克。煎汤去渣喂服。本方主要功效清热解毒，补气通经。用本方内服，局部红肿处用鲜蒲公英 500 克捣烂和醋调敷，配合盐酸普鲁卡因注射液、青霉素 160 万单位、链霉素 100 万单位乳房封闭，治疗猪乳房炎效果较好。

方三：①筋骨草 50 克，独角连 20 克，大蒜 25 克，枯矾 20 克。加少量水捣汁，涂抹患处，每天早晨 1 次，连用 7 天。②筋骨草 25 克，苦参 25 克。煎水灌服或拌入少量饲料饲喂，每天早、晚各 1 次。本方主要功效清热解毒，消肿止痛。用本方防治猪乳房炎效果不错，但对局部形成硬节和萎缩的病例效果不佳。

方四：露蜂房 10 克，蒲公英 50 克，全蝎 5 克，蜈蚣 5 克，僵蚕 8 克，蝉蜕 20 克。粉碎，拌料喂服，每天 2 次，连用 3~6 天。本方主要功效清热解毒。用本方防治猪急性乳房炎（乳头外伤化脓者配合 10% 本方煎液外洗，每天 3 次），效果不错。

方五：紫花地丁 120 克，萱草根 60 克，丝瓜络半个。水煎服，每天 1 剂，连服 3~4 天。本方主要功效清热解毒，利水消肿。用本方防治奶黄病猪效果显著。

方六：赤胫散、云实、青风藤、皂角刺、忍冬藤、大蒜杆各 80~100 克。水煎服，每天 1 剂，连用 1~3 天。本方主要功效清热解毒，活血消肿。用本方防治母猪乳痈，疗效显著。同时用鲜芙蓉花叶 100 克，大黄末 20 克，共捣为泥，以纱布包涂患部，可提高疗效。赤胫散为蓼科植物缺腰叶蓼的全草，酸苦微辛寒，清热解毒，活血消肿。

方七：鲜皂角树枝叶 200~300 克（干枝 100~200 克）。水煎取汁，候温让猪自饮或拌饲料喂服，每天 1~2 剂，连用 3~4 天。本方主要功效消肿，排脓。用本方配合用抗生素类药物肌肉注射，治疗脓肿型乳房炎，疗效显著。

## 119. 如何用中草药防治猪产后瘫痪？

方一：党参 15 克，当归 20 克，熟地 20 克，牛膝 15 克，白芍 15 克，山茱萸 20 克，骨碎补 15 克，杜仲 15 克，伸筋草 12 克，秦艽 12 克，续断 20 克，桑寄生 20 克，甘草 10 克。水煎，加黄酒 50 毫升，灌服，每天 1 剂，连用 2~3 天。本方主要功效补气血，益肝肾，壮筋骨。用本方配合西药（静脉注射 10% 葡萄糖酸钙 150~200 毫升或 25% 葡萄糖 100~200 毫升，10% 氯化钙 20~50 毫升，每天 1 次；肌肉注射 2.5% 维生素 $B_1$ 10~20 毫升，维丁胶性钙 5~10 毫升）治疗母猪产后瘫痪效果显著。

方二：秦艽、龙骨各 50 克，牡蛎、防己各 40 克，附子、党参、白术、川芎、当归各 30 克，薏苡仁、杜仲、升麻、桑寄生各 20 克，牛膝、厚朴各 15 克，甘草 20 克。水煎，分 2 次灌服，每天 1 剂，连用 2~3 天。本方主要功效

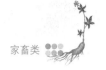

活血化瘀，祛风除湿。用本方配合西药（5%葡萄糖盐水300毫升、10%硼葡萄糖酸钙200毫升、2%安钠咖5～10毫升静脉注射，每天1次，连用3天；安痛定10～20毫升，肌肉注射，每天1次，连用3～4天），辅助乳房送风，治疗母猪产后瘫痪收效显著。

方三：黄芪40克，党参50克，升麻30克，白术20克，当归40克，丹皮20克，防己15克，川芎40克，甘草20克。水煎灌服，每天1剂，连用2～3天。本方主要功效补中益气，活血祛瘀。用本方防治猪产后瘫痪效果不错。血瘀，加红花30克、川芎30克；风湿，加独活20克、羌活20克。

方四：龙骨300克，当归50克，熟地50克，红花15克，麦芽400克。水煎2次，合并煎液，每天分早、晚2次灌服，连用3剂。本方主要功效强筋壮骨，通经活络。用本方配合静脉注射10%～20%葡萄糖酸钙50～100毫升或10%氯化钙20～30毫升，连用2～3次，治疗猪产后瘫痪效果不错。

方五：鳝鱼骨60克，红糖60克。鳝鱼骨研末，加红糖拌匀，喂服3～4天，连用7～14天。本方主要功效补虚损，强筋骨。用本方防治母猪产后瘫痪效果显著。

方六：黄芪10克，白术10克，当归18克，党参10克，防风10克，羌活10克，附子6克，川芎8克，白芍10克，熟地10克，甘草10克，生姜10克。水煎灌服，每天1剂，连用3天。本方主要功效温经通络，祛风胜湿。用本方治疗猪产后瘫痪，同时火针百会穴（进针3～5厘米，留针5～10分钟），疗效显著。

方七：威灵仙20克，独活15克，防己15克，防风12克，木瓜12克，川牛膝12克，川芎15克，红花10克，当归15克，黄芪10克，白芍10克，甘草10克。水煎灌服，每天1剂，连用3～5天。本方主要功效祛风除湿，补气活血。用本方治疗猪产后瘫痪，均获痊愈。腰脊疼痛，加杜仲、巴戟天；病久，加杜仲。

## 120. 如何用中草药防治猪胎衣不下？

方一：益母草10克，当归10克，灵芝10克，红花10克，桃仁10克，香附10克，甘草10克。共研细末，开水冲调，每天1剂，用1～2剂，效果不错。本方主要功效活血散瘀，理气止痛。

方二：益母草30克，蒲公英30克，黄芪20克，党参20克，当归15克，川芎15克，牛膝15克，枳壳15克，甘草10克。水煎成30%浓度药液，加米酒少许为引，每天1剂，连用2～3天。本方主要功效破结消肿，调理气血。用本方内服，配合蒲公英花粉消炎液（天花粉15克，蒲公英30克，水煎成30%浓度，5层纱布过滤2次，取上清液）注入子宫，治疗胎衣不下。

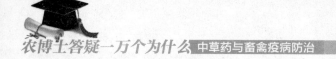

方三：当归 45 克，川芎 30 克，山甲珠 30 克，芡实 30 克，没药 35 克，五灵脂 40 克，炒香附子 10 克，白酒 100 克。水煎服，每天 1 剂，连用 2～3 天。本方主要功效活血化瘀。用本方配合皮下或肌内注射垂体后叶素 5～10 单位（2 小时后重复 1 次）、催产素 10～50 单位，治疗猪胎衣不下效果较好。

### 121. 如何用中草药防治猪恶露不尽？

方一：益母草 50 克，当归 15 克，制香附 15 克。共研细末，开水冲调，加白酒 75 毫升灌服，每天 1 剂，连用 2 剂。本方主要功效活血祛瘀，理气止痛。用本方防治猪恶露不尽有效。本方用于催产，去制香附，加红花、三棱、莪术各 15 克；用于堕胎，加川芎、桃仁、炮姜各 15 克；治疗胎衣不下，加黄芪、车前子各 50 克。

方二：金银花 20 克，连翘 20 克，蒲公英 20 克，夏枯草 20 克，板蓝根 20 克，黄芩 15 克，益母草 15 克，甘草 15 克。用水煎成 30% 浓度的药液灌服，每天 1 剂。本方主要功效清热解毒。

方三：红花 15 克，川芎 10 克，黑芥穗 30 克，连翘 15 克，丹参 15 克，车前 20 克。加水 3 千克文火煎熬，滤取约 1.5 千克药液，药渣加水再煎，滤取药液 0.5 千克，2 次煎液混合，早晚各灌服 1 千克（多数母猪能自饮），用药 1～4 剂可痊愈。本方主要功效活血祛瘀、生新。

方四：当归 20 克，川芎 20 克，金银花 20 克，连翘 20 克，蒲公英 20 克，夏枯草 20 克，板蓝根 20 克，黄芩 15 克，益母草 15 克，甘草 15 克。水煎灌服，每天 1 剂，连用 2 剂。本方主要功效清热解毒，活血祛瘀。用本方治疗母猪产后恶露不尽，疗效显著。

### 122. 如何用中草药防治母猪缺乳症？

方一：牛蒡子 10 克，天花粉 10 克，连翘 10 克，金银花 10 克，黄芩 8 克，陈皮 8 克，栀子 8 克，皂角刺 8 克，柴胡 8 克，青皮 8 克，漏芦 10 克，王不留行 10 克，木通 10 克，路路通 10 克。水煎自饮或拌料喂服。每天 1 剂，直至痊愈。本方主要功效消肿止痛，通经解毒。用本方加减（乳房有肿块，加当归、赤芍各 10 克；恶露不尽，加益母草 20 克、川芎、当归各 10 克）、配合西药（催产素 5～10 单位，肌内注射，间隔 3～4 小时 1 次，连用 4～5 次；己烯雌酚 4 毫升，肌内注射，每天 2 次）治疗母猪缺乳效果较好。

方二：黄芪 75 克，瓜蒌 75 克，党参 50 克，当归 50 克，茯苓 50 克，白术 40 克，路路通 40 克，穿山甲 40 克，王不留行 100 克，通草 25 克，甘草 30 克。共研细末，分为 3 份，每天 1 份加黄酒 200 毫升，拌料喂服。本方主要功效补气养血，通经下乳。用本方防治母猪缺乳效果较好。母猪有乳汁而泌乳不

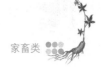

畅，还可用催产素 40~60 单位肌内注射，每天 3 次，连用 3 天。

方三：猪蹄匣壳（焙干）4 个、穿山甲 16 克，王不留行 16 克，木通 30 克。上药共研细末，75 千克以上的猪 1 次灌服；75 千克以下分 2 次灌服。每天或隔天 1 剂。本方主要功效补气养血，下乳。用本方防治母猪缺乳，轻症服后即可见效。气血不通，加党参、黄芪、白芍；经脉壅滞，加路路通、漏芦。

方四：当归 30 克，川芎 30 克，党参 30 克，通草 30 克，木通 25 克，黄芩 25 克，生地 20 克，白芍 20 克，白术 20 克，萱草 50 克，王不留行 40 克，甘草 10 克，蒲公英 20 克。水煎，加黄酒 500 毫升为引，灌服，每天 1 剂，连用 3 剂。本方主要功效通经活血，补气养血。用本方配合西药（脑垂体后叶 40 万单位、50% 葡萄糖 60 毫升静脉注射，青霉素 160 万单位肌内注射）治疗母猪缺乳效果较好。

方五：当归 15 克，黄芪 20 克，王不留行 15 克，炮山甲 15 克，通草 10 克，党参 15 克，白术 15 克，熟地 15 克，红糖 60 克，鲜虾 250 克。虾单独煎汤，余药煎 2 次去渣，混合，加入红糖调匀，内服。本方主要功效补气养血，通乳。本方适用于母猪气血双亏的缺乳。用本方防治病猪，效果显著。肥胖型缺乳，去党参、白术、熟地，加柴胡 10 克、青皮 10 克、漏芦 10 克；乳房红肿，加蒲公英 15 克、连翘 15 克、天花粉 15 克、赤芍 15 克。

方六：黄芪 20 克，党参 20 克，当归 20 克，白芍 20 克，天花粉 20 克，王不留行 40 克，通草 15 克，皂角刺 15 克，白术 15 克。共研细末，拌料喂服，每天 1 剂，连用 2~3 天。本方主要功效补气养血，通经下乳。用本方治疗母猪缺乳症多例，疗效显著。

### 123. 如何用中草药防治猪中暑？

方一：鱼腥草 100 克，野菊花 100 克，淡竹叶 100 克，橘皮 25 克。水煎服。本方主要功效解暑、利尿。用本方配合西药（中暑严重，肌内注射苯甲酸钠咖啡因 0.5~2；极度不安，肌内注射安痛定 6~10 毫升或 2.5% 氯丙嗪 3~5 毫升；严重脱水，灌服生理盐水或静脉注射 5% 葡萄糖生理盐水 1500~2000 毫升）治疗猪中暑效果较好。

方二：金银花 25 克，菊花 25 克，连翘 20 克，黄芩 20 克，薄荷 20 克，茯苓 30 克，玄参 25 克，淡竹叶 40 克，朱砂 10 克。共研细末，温开水冲服。本方主要功效清热，安神。用本方配合西药（安乃近 10~30 毫升，或氨基比林、安痛定 20~40 毫升）治疗猪中暑效果较好。还可剪破耳缘静脉放血 50~250 毫升。

方三：香薷、白扁豆、麦冬、薄荷、木通、猪牙皂、藿香、茵陈、白菊花、金银花、茯苓、甘草、人参叶各 25~30 克。共为细末，石菖蒲适量煎水冲服。本方主要功效清热解暑。用本方治疗猪中暑效果较好。结合耳尖、尾尖、八字等穴位针刺放血，效果更佳。

方四：香薷 30 克，厚朴 30 克，金银花 40 克，连翘 35 克，麦冬 25 克。水煎取汁，分 2 次灌服。本方主要功效清热解暑。用本方加减（兴奋不安，加远志 30 克、钩藤 30 克、蜈蚣 10 克、全蝎 15 克；昏迷，加郁金 20 克、菖蒲 20 克、天竺黄 20 克）、配合西药（安乃近 3～5 克，安钠咖 0.5～1 克，维生素 $C_2$ 克，5% 葡萄糖溶液 250～750 毫升静脉注射）治疗猪中暑效果较好。

### 124. 如何用中草药防治猪癫痫？

方一：炒大黄 30 克，天竺黄 20 克，钩藤 20 克，僵蚕 20 克，防风 15 克，天麻 12 克，川芎 15 克，全蝎 10 克。水煎或研末拌饲料，体重 100 千克猪一次喂服，每天 1 剂，连用 3～5 剂。本方主要功效镇惊安神。用本方配合天门穴注入氯丙嗪（1～3 毫克/千克，隔天 1 次，连用 2～3 次），治疗猪癫痫病，用药 3～5 剂即愈。

方二：白花蛇 1 条，全蝎 15 克，僵蚕 10 克，钩藤 20 克，桑寄生 15 克，菖蒲 20 克，香附子 20 克，白芍 20 克，郁金 20 克，防风 15 克。水煎灌服，2 天 1 剂。本方主要功效祛风镇惊，清热安神。用本方防治猪癫痫效果较好。肝阳上亢、肝阴不足，加玄参、生地、珍珠母；肝郁气滞、清阳被阻，加乌药、枳实；心肾不交，加夜交藤、五味子、女贞子；头部外伤有瘀血，加丹参、赤芍；气血不足、筋脉失养，加党参、白术、当归；痰浊郁火，上扰清宫，加礞石、胆南星、龙胆草。

方三：新鲜半夏、生姜各 3～5 克。将药一同捣成泥状，加适量饲料喂服，每天 3 次，连用 5～6 天。本方主要功效燥湿化痰，消痞散结。用本方防治猪癫痫有一定效果。

### 125. 如何用中草药防治猪食盐中毒？

方一：生石膏 30 克，绿豆 50 克，天花粉 30 克，甘草 45 克，茶叶 30 克，萹蓄 20 克，瞿麦 20 克。加水 500 毫升，煮沸 30 分钟，去渣取汁，体重 30 千克体重猪一次服用，每天 1 剂，连用 3～5 天。本方主要功效清热泻火，利尿解毒。用本方配合腹腔注射 50% 葡萄糖液 80 毫升，肌内注射 10% 安钠咖 6 毫升，治疗猪食盐中毒 40 余例，效果不错。

方二：茶叶 30 克，菊花 35 克。加水 1000 毫升，煎至 500 毫升，1 次灌服，每天 2 次，连用 3～4 天。本方主要功效清热解毒。用本方配合 5% 氯化钙皮下注射（0.2 克/千克，溶于 1% 明胶溶液中），治疗猪食盐中毒效果显著。

方三：粗茶叶 1000 克，车前草 2500 克，凤尾草 2000 克，马齿苋 2500

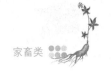

克，铁苋菜 2000 克。加水 20000 毫升煎汤去渣，每次服 500 毫升，每天 3 次，连用 3～4 天。本方主要功效解毒、利水、息风。用本方治疗猪食盐中毒，用药后 30 分钟～2 小时开始排尿。随着服药次数和药量增加，排尿次数和尿量也增加，最多达 400 毫升，多数第 2 天好转，第 3 天有食欲，但有时仍呆立，第 4 天基本痊愈。

方四：甘草 300 克，绿豆 300 克。水煎，候温灌服，每天 2 次，连用 3 天。本方主要功效解毒。用本方配合甘露醇、硫酸镁静脉注射治疗猪食盐中毒，治疗期间给大量清洁水自由饮用，效果显著。

方五：葛根 250～300 克、茶叶 30～50 克。加水 1.5～2 千克，煮沸 30 分钟，候温灌服，每天 2 次，连用 2 天。本方主要功效清热解毒。用本方配合静脉注射 10% 葡萄糖酸钙 60～100 毫升、50% 高渗葡萄糖 60～100 毫升、皮下注射 10% 安钠咖 5～10 毫升，治疗猪食盐中毒效果显著。

## 126. 如何用中草药防治猪霉饲料中毒？

方一：茵陈 20 克，川郁金 15 克，制香附 15 克，广陈皮 20 克，炒柴胡 10 克，炒神曲 20 克，杭白芍 15 克，炒白术 15 克，生甘草 5 克，车前草 20 克。水煎去渣，候温，体重 50 千克猪一次灌服，每天 1 剂，连用 3 天。本方主要功效清热凉血，理气健脾。用本方防治猪霉饲料中毒有一定效果。病情较长、皮肤发红者，加红花 5 克、三棱 5 克、莪术 10 克。

方二：绿豆 30 克，甘草 30 克。水煎喂服。本方主要功效清热解毒。用本方治疗猪霉饲料中毒有一定效果。还可用防风 15 克、甘草 30 克、绿豆汤 500 毫升、白糖 60 克，同煎灌服；或绿豆 150 克、甘草 10 克、金银花 20 克、明矾 10 克、冰片 3 克，研末，开水调服；或绿豆 50 克、甘草 20 克、金银花 30 克、连翘 50 克，研末，开水调服。

方三：蒲公英 1000 克，金银花 500 克，鱼腥草 500 克。加 4～5 倍量水蒸气蒸馏 30 分钟，收集蒸馏液 2000 毫升，二次重馏为 1000 毫升；将药渣加 4～5 倍量水煎煮 2 次，滤液浓缩至流膏状，依次用 20% 石灰乳、50% 硫酸调 pH，加蒸馏水稀释，静置过滤，浓缩至浸膏状；两种药液合并制成注射液 1000 毫升。每次 10～20 毫升肌内注射，每天 1～2 次，连用 2～3 次。本方主要功效清热解毒。

方四：新鲜石灰水上清液（10%～20%）250 克，生大蒜头 2 个，雄黄 50 克，鸡蛋清 2 个，苏打 75 克。将大蒜捣烂，加雄黄、苏打、鸡蛋清、石灰水，搅拌均匀，一次灌服，每天 3 次，连用 2～3 天。本方主要功效解毒。用本方治疗猪霉饲料中毒有一定效果。配合针刺耳尖、尾尖等穴位放血，效果更好。

# 第五章　中草药防治马病

### 127. 如何用中草药防治马流感？

黄连30克，黄柏40克，黄芩40克，栀子40克，石膏100～200克，知母40克，沙参60克，麦冬60克。石膏研碎水煎，其他药共为末，沸水冲调，与石膏煎液混合后胃管投服，每天1剂。本方主要功效清热泻火，养肺滋阴。用本方治疗经抗生素治疗无效的顽固性马流感，一般1～2剂即可痊愈。本方不可多服，多服则伤胃。

### 128. 如何用中草药防治马腺疫？

黄芪、当归、郁金、甘草、花粉、穿山甲、皂角刺、金银花、牛蒡子、马勃各30克。水煎去渣，候温加蜂蜜120克，胃管灌服。本方主要功效清热解毒、消肿。用本方和手术结合，治疗马腺疫效果更好。槽口硬肿、久不破溃者，可重用黄芪、当归，再加白芷、桔梗以排脓。

### 129. 如何用中草药防治马破伤风？

方一：乌头15克，雄黄10克，白术30克，防风30克，苍术30克，川芎25克，白芷25克，细辛10克。共为细末，开水冲调，候温加白酒60毫升，同调灌，并令马出汗。本方主要功效祛风发表，解痉和血。本方适用于破伤风初期。

方二：乌蛇45克，全蝎20克，僵蚕30克，天麻30克，当归30克，蔓荆子25克，川芎20克，麻黄15克，胆南星15克，甘草15克，蜈蚣3～5条，细辛10克。共为细末，开水冲调，加白酒60毫升，一次胃管投服，每天1剂，连服3～5剂。本方主要功效息风止痉，活血化瘀。本方适用于破伤风初期。

方三：菖蒲根500～1000克，槐树枝500～1000克，白蒺藜250克，露蜂房4个。煎汁，每天2次胃管投服，连服5天。本方主要功效清热凉血，祛风开窍。用本方结合电针、破伤风抗毒素等治疗马、驴破伤风，效果不错。

方四：芒硝60克，大黄30克，枳实30克，当归30克，炒香附30克，炒三仙各30克，乌蛇20克。共为细末，开水冲调，候温一次灌服或胃管投服。隔日1剂，连服1～2剂。本方主要功效下气导滞，活血祛风。本方适用于破伤风中期。

方五：防风30克，荆芥穗20克，麻黄30克，生姜30克，薄荷30克，

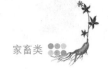

桔梗 25 克，当归 30 克，川芎 25 克，白芍 35 克，石膏 30 克，黄芩 30 克，连翘 30 克，栀子 20 克，大黄 25 克，芒硝 30 克，滑石 20 克，甘草 15 克。共为末，水煎三沸，候温灌服。本方主要功效疏风解表，清热泻下。本方适用于破伤风后期。

方六：当归 60 克，川芎 20 克，牛膝 20 克，白芍 20 克，醋香附 30 克，防风 30 克，独活 30 克，木瓜 25 克，威灵仙 20 克，杜仲 30 克，菟丝子 25 克，熟地 30 克。共为细末，开水冲调，候温一次灌服或胃管投服，每天 1 剂，连 1 服 3～5 剂。本方主要功效补肾强筋，活血祛风。本方适用于破伤风后期，患畜病情好转，精神、食欲基本正常，又腰部和后肢不灵活。

方七：天麻 30 克，乌蛇 30 克，何首乌 40 克，全蝎 30 克，防风 30 克，羌活 30 克，独活 30 克，藿香 25 克，沙参 25 克，天南星 25 克，川芎 25 克，蝉蜕 25 克，桑螵蛸 20 克，升麻 15 克，阿胶 15 克，细辛 10 克。共为细末，温水冲调，阴天加生姜汤，同调灌服。本方主要功效息风解表，止痉和血。本方适用于破伤风中期。

方八：当归 180 克，大黄 180 克，芒硝 500 克，蝉蜕 60 克，天麻 30 克，蜈蚣 30 条，全蝎 30 克，钩藤 30 克，乌蛇 30 克，天竺黄 30 克，酸枣仁 30 克，防风 60 克，荆芥 20 克，滑石粉 30 克，木通 30 克，玉片 30 克。芒硝、天麻、全蝎、蜈蚣、蝉蜕、滑石粉、天竺黄共为末，其他药水煎 2 次去渣与细末混合，候温，胃管投服，隔日 1 次，连用 4～5 剂。本方主要功效解表散热，和血镇惊。用本方结合西医疗法治疗马属动物破伤风，获满意效果。眼红目急加龙胆草 25 克、菊花 30 克、栀子 25 克清泄在里之热邪；呼吸喘促加知母 30 克、黄芩 25 克、桑皮 30 克平喘。

方九：乌蛇 50 克，全蝎 35 克，蝉脱 30 克，天南星 25 克，防风 50 克，荆芥 25 克，麻黄 30 克，桂枝 30 克，龙骨 20 克，金银花 50 克，白菊花 30 克，栀子 25 克，大黄 30 克，黄芪 50 克，当归 30 克（酒炒），甘草 15 克。水煎滤液，白酒 250 毫升为引，混合一次灌服。本方主要功效解表化痰，息风镇惊。用本方"中西结合、医护并举"治疗马骡破伤风均治愈。破口在头部，加白芷 20 克、薄荷 25 克；口流涎、黏液过多，去黄芪、麻黄，加白芍 30 克、干姜 25 克、姜半夏 25 克；背腰强直，加炒僵蚕 30 克、酒川断 30 克、血竭花 30 克；四肢强直呈木马状，加独活 30 克、茯苓 30 克、红花 20 克、木瓜 30 克；尿不利，加车前子 30 克。

方十：蝉蜕 50 克，蜈蚣 20 克，全蝎 20 克，僵蚕 50 克，地龙 50 克，荆芥 50 克，防风 50 克，胆南星 40 克，天麻 40 克，羌活 40 克。水煎，胃管投药，每天 1 次，连服 3 日，第 1 次投服时加麝香 10 克。本方主要功效祛风镇惊，解毒止痉。用本方治疗马属动物破伤风疗效显著。

### 130. 如何用中草药防治马巴贝斯虫病？

茵陈 100 克，大黄 60 克，龙胆草（酒炒）50 克，黄芩 40 克，栀子 40 克，泽泻 30 克，木通 30 克，柴胡 30 克，生地 30 克，车前子 20 克，当归（酒炒）20 克，甘草 20 克。共为末，开水冲调，候温灌服，每天 1 次。本方主要功效清热利湿，泻肝退黄。用本方配合黄色素治疗马巴贝斯虫病，均 2 ~ 4 剂治愈。结膜苍白、有贫血表现的，重用当归、加白芍、川芎；便涩难下的，加芒硝、人工盐；高热已退、仍食欲不振的，加三仙、槟榔、枳壳。

### 131. 如何用中草药防治马泰勒虫病？

方一：黄芪 20 克，白术 15 克，党参 10 克，甘草 10 克，当归 15 克，酸枣仁 15 克，茯神 10 克，远志 10 克，木香 15 克，砂仁 10 克，茯苓 10 克，三仙各 15 克，生姜、大枣各 3 片。共为末，开水冲调，候温灌服。本方主要功效补气养血，引血归经。本方适用于泰勒虫病恢复期，高热已退，食欲不振时。本方结合西药治疗马泰勒虫病均全部治愈。加入青蒿、柴胡、茵陈、栀子等效果更好。

方二：茵陈蒿 20 克，生地 15 克、麦冬 15 克、玄参 15 克、栀子 15 克，知母 20 克，黄芪 15 克，当归 15 克，白芍 10 克，黄药子 10 克，白药子 10 克，金银花 15 克，连翘 15 克，党参 20 克，白术 15 克，薏苡仁 10 克，青皮 10 克，陈皮 10 克。共为末，开水冲调，候温灌服。本方主要功效补气养血，解毒退黄。本方适用于泰勒虫病低热期（体温 38.5℃ ~ 40℃）。本方结合西药治疗马泰勒虫病疗效更好。

方三：茵陈蒿 20 克，栀子 10 克，黄芩 15 克，黄连 10 克，金银花 15 克，连翘 15 克，石膏 100 克，知母 50 克，柴胡 10 克，龙胆草 20 克，薄荷 10 克，板蓝根 10 克，丹皮 15 克。共为细末，开水冲调，候温一次灌服。本方主要功效清热解毒，利胆退黄。本方适用于泰勒虫病高热期（体温 40℃ 以上），呈稽留热型，黄疸明显。用本方结合西药治疗马泰勒虫病更好。

### 132. 如何用中草药防治马中暑？

石膏 60 克，麦冬、藿香、炒扁豆、豨莶草、山药各 45 克，知母、牛蒡子、金银花、连翘、党参、防风、黄芩、茯神、远志、栀子、钩藤各 30 克，甘草 20 克，细辛 15 克。共为末，开水冲调，候温加蛋清 5 个灌服。本方主要功效清热解暑，滋养安神。用本方防治马中暑效果较好。

### 133. 如何用中草药防治马唇脱屑性皮炎？

苍术 45 克，白术 45 克，白扁豆 30 克，生薏苡仁 45 克，防风 45 克，生

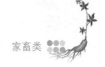

地 30 克，丹皮 25 克，石斛 25 克，藿香 30 克，苏梗 20 克，甘草 25 克。水煎候温，滤渣灌服。本方主要功效健脾燥湿，和胃除风。用本方灌服，同时用蜂蜜调黄连粉涂擦患部，治疗慢性唇炎效果不错。

### 134. 如何用中草药防治马咽炎？

板蓝根 40 克，山豆根 50 克，芦根 60 克，桔梗、黄连、黄芩、黄柏各 40 克，射干 25 克，金银花、连翘各 45 克，玄参、牛蒡子、蚤休各 35 克，马勃 20 克，甘草 15 克。加水 8000 毫升，煎取药汁 1500 毫升，煎取 2 次，共得药汁 3000 毫升，每天 1 剂，分早、中、晚 3 次灌服。本方主要功效清热解毒，消肿止痛。用本方结合西药治疗马牛急性咽炎，效果较好。热盛加生石膏 60 克、花粉 35 克；粪便干燥加大黄 30 克。

### 135. 如何用中草药防治马胃寒？

方一：苍术 60 克，厚朴 45 克，陈皮 45 克，甘草 20 克，生姜 20 克，大枣 90 克。共为末，开水冲调，一次灌服，每天 1 次，连用 2～4 次。本方主要功效温胃健脾，理气消胀。用本方防治马牛羊消化道疾病取得良好的效果。便秘者加大黄末、硫酸钠，腹泻者加碳酸铋、颠茄片；体瘦者加党参、黄芪、白术、姜酊、五味酊。

方二：附子理中丸 2 盒（人用中成药，20 丸×9 克），五香调料末 100 克（干姜 50 克，大料 30 克，良姜 20 克，胡椒 20 克，荜拨 20 克，花椒 20 克，草果 20 克，肉桂 10 克，丁香 5 克，砂仁 5 克）。开水冲泡，候温胃管投服。每天 1 剂，重症连用 3 剂。本方主要功效温中散寒，和血顺气。用本方治疗马属家畜胃寒不食，疗效满意，一般病例 1 剂而愈。附子理中丸温补脾胃，五香调料末温中祛寒，健脾消食。二者配合，缓解胃肠痉挛立见效，并且取材方便，药价低廉。

方三：桂心 25 克，益智仁 25 克，砂仁 15 克，青皮 25 克，陈皮 25 克，肉豆蔻 25 克，当归 25 克，川朴 30 克，白术 25 克，升麻 20 克，柴胡 20 克，苍术 25 克，焦山楂 50 克，大麦芽 60 克，神曲 60 克，生姜 50 克。水煎，候温灌服，每天 1 剂，连服 3～5 剂。本方主要功效温中祛寒、和血顺气，治疗马冬春季胃寒不食疗效显著。

方四：当归 40 克，茴香 40 克，苍术 25 克，陈皮 25 克，肉桂 25 克，甘草 25 克，木香 25 克，砂仁 20 克。水煎取汁，另加大枣 50 克，白酒 60 毫升灌服。每天 1 剂，连用 3 天。本方主要功效温脾暖胃，理气消胀。此方治疗马属动物脾胃虚寒证，一般 2～3 剂治愈。胃冷吐涎加生姜 40 克、白芷 25 克、荆芥 20 克、防风 20 克；胃冷不食加桂心 20 克、益智仁 20 克、白术 25 克、肉豆蔻 20 克，减苍术、木香；兼有拉稀加泽泻 25 克、猪苓 20 克，减当归；腹痛重用木香，去苍术；食欲大减加神曲 20 克、炒麦芽 20 克、焦山楂 20 克。

方五：天麻 15 克，荆芥 15 克，防风 15 克，薄荷 15 克，苍术 15 克，当归 30 克，白芷 15 克，陈皮 15 克，青皮 15 克，黄芪 30 克，川芎 15 克，厚朴 15 克，玉片 15 克，泽兰叶 15 克。温开水冲灌。本方主要功效温中散寒，祛风解表。用本方防治马胃寒腹痛效果显著。

### 136. 如何用中草药防治马慢性消化不良？

方一：黄芪、白术、党参、云苓、陈皮、当归、熟地、生山药、白扁豆、柴胡、升麻、甘草各 30 克，大枣 60～120 枚，生姜 30～60 克。水煎去渣，待温灌服。本方主要功效补脾和胃，升举中气。用本方防治马骡脾胃虚弱症效果较好。偏寒者，加肉桂、附子、乌药、小茴香；偏热者，加麦冬、沙参、知母、栀子；气虚重者，重用黄芪、升麻、大枣、五味子、龙骨、牡蛎；血虚重者，加何首乌、山萸肉；脾虚湿邪较重者，加猪苓、泽泻、木通、苍术；拉稀经久不愈或黎明前泄泻者，加故纸、附子、乌梅、诃子。

方二：干姜 60 克，附子 10 克，党参 60 克，苍术 20 克，茯苓 20 克，草果 10 克，炙甘草 60 克。草果粉碎，余药开水煮沸 4 小时后去渣，加入草果粉，一次灌服。每天 1 剂，连用 5 天。本方主要功效温脾开胃，散寒化湿。适用于寒湿型脾胃虚弱，用本方防治收到满意效果。

方三：黄芩 60 克，大黄 20 克，芒硝 20 克，白术 60 克，木通 20 克，猪苓 20 克，党参 60 克，炙甘草 60 克。水煮去渣，待微温后加芒硝，一次灌服。每天 1 剂，连用 5 天。本方主要功效清热利湿，健脾和胃。适用于湿热型脾胃虚弱，用本方防治病马收到满意效果。

方四：芍药、炙甘草、焦三仙各 50 克，制附子、桂心、苍术、茯苓各 30 克，乌药 20 克。共研细末，开水冲调，候温灌服。本方主要功效温中散寒，燥湿和胃。用本方治疗马属动物寒湿型脾胃虚弱效果较好。

方五：肉桂 25 克，当归 40 克，苍术 25 克，陈皮 25 克，茴香 40 克，砂仁 20 克，木香 20 克，甘草 25 克。水煎取汁，另加大枣 50 克，白酒 60 毫升灌服，每天 1 剂，连用 3 天。本方主要功效暖胃温脾，散寒除湿。用本方治疗马属动物脾胃虚寒效果较好。胃冷吐涎，加白芷 25 克、荆芥 20 克、防风 20 克、生姜 40 克；胃冷不食，加桂心 20 克、益智仁 20 克、白术 25 克、肉豆蔻 20 克，减苍术、木香；兼拉稀，加泽泻 25 克、猪苓 20 克，减当归；有腹痛，重用木香，去苍术；食欲大减，加神曲 20 克、炒麦芽 20 克、焦山楂 20 克。

方六：党参 60 克，白术 60 克，大黄 30 克，麦冬 30 克，玉竹 30 克，生地 20 克，麻仁 20 克，鸡内金 10 克，炙甘草 60 克。水煮去渣，待微温后加入

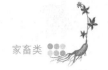

鸡内金粉末，一次灌服。每天 1 剂，连用 3 天。本方主要功效滋阴生津，清热养胃。适用于阴虚型脾胃虚弱，效果满意。

方七：肉桂 60 克，附子 30 克，白芍 60 克，茯苓 60 克，白术 60 克，山药 60 克，党参 60 克，五味子 60 克，麦冬 60 克，黄连 30 克，滑石 60 克，甘草 30 克。水煎灌服。每天 1 剂，连用 1～2 剂。本方主要功效温中补肾，渗湿健脾。用本方防治马属动物脾虚泄泻，效果甚佳。

方八：芍药 60 克，生甘草 40 克，生石膏 150 克，知母 60 克，黄芩 60 克，连翘 60 克，大黄 60 克，芒硝 200 克，滑石 90 克，生地 80 克，花粉 50 克。水煎服。本方主要功效清胃泻火，润燥生津。本方防治马属动物胃热型脾胃虚弱效果较好。

方九：芍药 60 克，炙甘草 30 克，石斛、沙参、麦冬各 50 克，生地 80 克，麻仁 150 克，炒鸡内金 30 克。水煎服，每天 1 剂，连服 2 剂。本方主要功效滋养胃阴，润肠通便。用本方防治马属动物阴虚型脾胃虚弱效果较好。芍药甘草汤能够促进胃功能的恢复，随症加减对胃卡他疗效确切；对脾虚型胃卡他可加补中益气汤；食滞型胃卡他可合曲麦散，总之，对胃卡他无论虚实寒热皆可加减治之。

### 137. 如何用中草药防治马胃扩张?

方一：醋香附 20 克，神曲 25 克，麦芽 25 克，莱菔子 25 克，三棱 25 克，槟榔 25 克，枳实 25 克，莪术 25 克，苍术 20 克，二丑 25 克，滑石 25 克，白豆蔻 15 克，大黄 50 克，当归 20 克，木香 20 克，陈皮 15 克。加水煎成 500 毫升，候温灌服。本方主要功效消积导滞，降气止痛。用本方中西医结合治疗马骡胃扩张均治愈。气胀性胃扩张另加丁香；食滞性胃扩张重用大黄、枳实、厚朴。

方二：青皮、陈皮各 50 克，厚朴 35 克，桂心 25 克，茴香、干姜各 50 克，吴茱萸 25 克，元胡 35 克，细辛 20 克，皂角 20 克。加水 2500 毫升煮沸 1 小时，去渣胃管投服。本方主要功效温中散寒，理气除胀。用本方中西医结合抢救急性胃扩张病马，其中原发性胃扩张、继发性胃扩张、食滞性胃扩张、气胀性胃扩张，全部治愈。

方三：食用油或液状石蜡油 500 克，当归 200 克。食用油或液状石蜡油烧开离火，当归为末倒入油内，搅拌为褐黄色为度，候温灌服。本方主要功效润肠通便，理气除胀。用本方防治马属动物食滞性胃扩张，效果不错。投药后 1～2 小时病畜腹痛症状减轻或消失，随之或次日出现食欲，恢复健康。该方也可用于马属动物气结。

### 138. 如何用中草药防治马胃肠炎?

方一：油炒当归 200 克，红花 20 克，桃仁 20 克，槟榔 40 克，莱菔子 100 克，车前子 120 克，枳壳 100 克，白芍 120 克，蜂蜜 400 克。当归研末，先用 100 克菜籽油炼过后离火约半分钟左右放入当归末，不断搅拌，莱菔子与车前子一起研末，其他药混合研末，三者相混，开水冲调，候温加入蜂蜜一次灌服。本方主要功效活血破瘀，润肠利水，解毒止痛。用本方治疗骡马胃肠炎，服药 2～3 剂治愈。继发于结症而结粪未下者，加大黄 200 克、番泻叶 25 克、厚朴 50 克、神曲 100 克、香附 100 克、木香 30 克、通草 20 克、熟菜子油 250 克；尿如菜籽油、量少而黏者，加茵陈 75 克、薏米 75 克、木通 40 克、滑石 80 克、瞿麦 40 克；失水较重者，加元参 100 克、生地 200 克、麦冬 100 克、乌梅 50 克、石膏 50 克、知母 50 克；热重、泄泻腹痛较为剧烈者，重用白芍，加赤芍 75 克、黄连 50 克、黄芩 50 克、黄柏 50 克、炒二花 30 克、连翘 50 克、郁金 40 克、大黄 30 克、蒲公英 100 克、元胡索 40 克。

方二：丁香 40 克，肉桂 40 克，藿香 40 克，焦山楂 40 克，苍术 30 克，乌梅 30 克。共为末，开水冲调，候温灌服。每天 1 剂。马驹减半。本方主要功效芳香化湿，消食止泻。用本方配合 654－2 穴位注射治疗，取得了满意疗效。

方三：黄柏、黄芩、大黄、栀子、黄连、郁金、诃子、白芍各 75 克。水煎服，每天 1～2 剂。本方主要功效清热解毒，平肝养阴。腹痛重者，加枳壳 50 克，乳香、没药各 40 克；眼窝下陷者，加玄参、生地、石斛各 50 克；湿热已除仍腹泻不止者，减苦寒药，加石榴皮、枳壳、乌梅。

方四：莱菔子 90 克，槟榔 20 克，厚朴 40 克，木香 25 克，二丑 60 克，陈皮 30 克、青皮 30 克，木通 20 克，大黄 50 克，元明粉 200 克，山楂 90 克。共为末，开水冲服，候温灌服，每天 1 剂，连服 3 天。本方主要功效消食导滞、宽中下气。本方在理气药的基础上加苏子、桑白皮、陈皮、半夏、杏仁等降肺气药，用于治疗马骡胃肠性腹胀效果较好。

方五：生石膏 100 克，当归 50 克，莱菔子 50 克，山楂 50 克，麦芽 50 克，神曲 50 克，生地 50 克，黄芩 40 克，丹皮 40 克，升麻 30 克。共为细末，开水冲调，候温灌服。本方主要功效清胃泻火，滋阴生津。用本方治疗马属动物碱性胃卡他（临床上以食欲减退和异嗜为特征），全部治愈；用其他方法治疗无效。在治疗初 1～2 天，应减量饲喂，病重者应禁食 1 天，停喂精料，只喂青绿多汁饲料，充分供给温水，停止使役或减轻使役。

### 139. 如何用中草药防治马疝痛?

方一：益智仁 30 克，细辛 10 克，陈皮 40 克，青皮 40 克，厚朴 40 克，

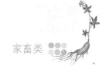

当归40克，苍术40克，牵牛子20克，硫黄30克，甘草20克。共为末，一次灌服。本方主要功效温中散寒，理气止痛。用本方治疗马属动物习惯性伤水，效果不错。

方二：附子15克，桂心30克，茴香30克，党参60克，白术40克，黄芪40克，陈皮40克，当归40克，芍药30克，甘草20克，生姜20克。水煎灌服。本方主要功效温中补虚，柔肝缓急。用本方防治骡冷痛效果较好。

方三：血竭25克，乳香25克，没药25克，当归30克，川芎15克，骨碎补30克，刘寄奴15克，乌药15克，广木香15克，白芷15克，青皮15克，陈皮15克，桔梗15克，甘草10克。共为细末，开水冲调，候温加童便1碗为引灌服。本方主要功效和血顺气，温中散寒。

方四：青皮、陈皮、茴香、干姜各30克，厚朴、元胡各20克，桂心、吴茱萸各15克，细辛、皂角各10克。加水2500毫升煮沸1小时，除去药渣，加大蒜3头（捣成泥），胃管投服。本方主要功效理气活血，温中止痛。用本方防治腹痛效果较好。

方五：党参45克，炒白术45克，炮姜20克，破故纸40克，吴萸30克，陈皮40克，益智仁30克，山药30克，木香30克，甘草20克。水煎灌服。本方主要功效温肾暖脾、固肠止泻。用本方防治马骡慢性腹泻效果较好。

方六：生姜30克，大蒜25克，茴香15克，胡椒15克，白酒250毫升。加温开水300~500毫升，混合一次内服。本方主要功效温中散寒，活血止痛。运用上方结合针灸治疗马肠痉挛症，一般治愈时间在几分钟，最长2小时左右就能见效康复。若有轻度臌气加椰树子30克，草果15克，混合内服。

方七：茯苓60克，白术45克，桂枝30克，生姜120克，陈皮30克，木香45克，乳香30克，没药30克，甘草30克。共研末，开水冲调，候温灌服，每天1剂。本方主要功效渗湿利水，温经通阳。用本方治疗马属动物冷痛，一般1~2剂可愈。

方八：益智仁、甘草、干姜、川芎、三棱、厚朴、木香、槟榔各30克，青皮、枳壳、陈皮各40克，莱菔子、当归各50克，细辛10克。共研为末，开水冲调，待温后用胃管一次投服。本方主要功效温中散寒，行气活血。用本方治疗马骡顽固性肠痉挛，全部治愈。

### 140. 如何用中草药防治马急性结肠炎？

当归50克，川芎50克，红花50克，郁金45克，黄连45克，黄芩30克，白芍30克，元参45克，栀子50克，连翘50克，金银花60克，云苓45克，

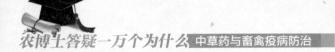

泽泻45克，车前子40克，诃子45克，石榴皮45克，五味子30克，远志30克。水煎服。本方主要功效活血化瘀，清热解毒，涩肠止泻。用本方结合西药治疗马属动物急性结肠炎，效果不错。

### 141. 如何用中草药防治马便秘？

方一：厚朴30克，香附25克，木香25克，二丑30克，玉片45克，番泻叶60克，滑石30克，白芷20克，细辛15克，陈皮30克，麦芽45克。上药研末，开水冲调后加大黄苏打片200～300片（0.5克/片），硫酸钠200～300克，一次灌服。每天1剂，连用2～3剂。本方主要功效润肠通便，泻下导滞。用本方治疗马属动物肠道不完全阻塞，均治愈。

方二：槟榔50～100克，大黄50～100克，芒硝250～1000克，厚朴50克，枳实50克，二丑50克，木香50克，陈皮50克，山楂100～200克，郁李仁50克，火麻仁100～200克。共为末，开水冲调后加芒硝，候温胃管一次投服。本方主要功效攻下导滞，软坚破结。本方适用于马属动物不完全阻塞性肠便秘。槟榔、大黄、芒硝等根据畜体状况进行调整。加水量在5000～8000毫升，使芒硝的浓度在5%～8%。肠臌气者应先穿刺放气；脱水、心力衰竭的患畜应先强心补液，待症状缓解后再投本方。

方三：大黄80克，芒硝60克，槟榔30克，桃花瓣20克，木香40克，枳实30克，木通60克，秦艽40克，芦子60克，滑石粉20克，干姜30克，细辛15克。水煎取汁，胃管一次投服。每天1剂。本方主要功效理气泻下，润肠通便。用本方防治马属动物顽固性肠结症，获满意效果。本方是治疗寒秘的方剂，去细辛、干姜，加麦冬、玄参，对热秘也有一定的疗效；对虚秘，适当加黄芪、白术。

方四：木香30克，槟榔25～30克，大黄90～150克，芒硝200～400克。木香、槟榔和大黄3药共研细末，过筛，包装备用。用时以开水冲调，加入芒硝，候温一次灌服。体型较小的毛驴和马驹酌情减量。本方主要功效攻逐积粪，行气止痛。用本方治疗马属动物结症，疗效显著。用时水量一定要充足，一般为4000～8000毫升，以每100毫升水中含有芒硝5克为宜。

方五：茵陈30～60克，黄芩30～50克，柴胡25克，麦芽30克，香附25克，甘草15克，乌药25克，川楝子25克，槟榔25克，当归25克，赤芍25克，白芍35克，元胡30克，郁金40克，大黄40～50克，桃仁25～30克，石蜡油或麻油500～1000毫升，芒硝100～150克，榆白皮液2000～4000毫升。前16味水煎，冲入后3味，一次内服。本方主要功效缓泻通肠，清热解毒，理气活血。用本方防治胃肠炎排粪迟滞效果较好。发热加川连25克、蒲公英50克、白头翁30克。当排粪量增加及次数增多时，去大黄、芒硝、油类

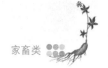

泻剂可减量或不用。胃肠炎排粪迟滞期运用泻剂十分重要，方中大黄、芒硝必不可少，但往往会使病情突然加重，甚则引起死亡，需注意。

方六：油炒当归 120 克，苁蓉 40 克，番泻叶 40 克，厚朴 30 克，枳壳 40 克，广木香 20 克，神曲 50 克。水煎取汁，加液体石蜡油 500 毫升，候温一次胃管投服，每天 1 剂，连用 3 天。本方主要功效润肠通便，理气泻下。用本方防治马属动物肠阻塞效果较好。

方七：苏子 250 克，丁香 20～40 克，槟榔 15 克，石蜡油 500～1000 毫升。前 3 味研末或水煎，加入石蜡油，一次胃管投服。本方主要功效润肠通便，理气泻下。用本方防治高寒牧区马属动物小肠阻塞效果较好。

方八：千金子 90 克，二丑 40 克，滑石 40 克，莱菔子 30 克，川朴 30 克，木香 25 克，通草 10 克。上药为末，开水冲服，加猪油 500 克，候温灌服。本方主要功效消积破气，利水通肠。用本方中西医结合治疗马骡盲肠阻塞收到满意效果，一般 3～5 剂即愈。中药千金子、二丑、莱菔子、川朴为主的中药配伍方剂治疗马、骡盲肠阻塞效果好，药力作用时间长、力量强，经口服直接作用于胃肠发病部分，从根本上消除病症，达到治疗目的。

方九：大黄 50 克，三棱 50 克，莪术 50 克，当归 45 克，白芍 30 克，赤芍 30 克，香附 45 克，厚朴 30 克，木香 20 克，槟榔 15 克，甘草 20 克，石蜡油 300 毫升。水煎取汁，加石蜡油，一次灌服。本方主要功效活血化瘀，破积通肠。用本方防治马属动物胃状膨大部阻塞效果较好。方中三棱、莪术的用量，应根据病畜体质情况尽可能加大，以缩短疗程，提高治愈率。但用量不宜超过 100 克，以免发生不良后果。此外，三棱、莪术皆为破血行气，消食化积之药，其消积攻坚之力较强，用之不当，易伤胃气，故对虚中有实之证，应配伍补气健脾之药。

方十：炙黄芪 60 克，党参 45 克，白术 30 克，白芍 30 克，升麻 15 克，柴胡 15 克，炙甘草 15 克，茯苓 25 克，泽泻 20 克，制半夏 20 克，陈皮 15 克，防风 15 克，黄连 15 克，独活 10 克，羌活 10 克。研末，开水冲调候温灌服，或水煎服。本方主要功效益气升阳，泻下通便。用本方防治高寒牧区马属动物盲肠及胃状膨大部顽固性阻塞效果较好。

方十一：大黄 60 克，厚朴 30 克，枳实 30 克，醋香附 30～60 克，木香 20 克，麻仁 120 克，木通 15 克，芒硝 180～240 克，酒曲 30～120 克。枳实、厚朴、麻仁、醋香附、木通煮 20 分钟，然后入大黄、木香再煮 10 分钟，过滤去渣，入酒曲、芒硝，胃管一次投服。本方主要功效泻下消积，润肠通便。用本方防治高寒牧区马属动物大肠阻塞效果较好。肚胀，加莱菔子、槟榔、丁香、陈皮、青皮；尿不利，加二丑、滑石、黄芩、栀子。

方十二：苍术 60 克，厚朴 60 克，枳实 40 克，大黄 120 克，麻仁 40 克，郁李仁 40 克，陈皮 40 克，二丑 30 克，玉片 25 克，香附 20 克，木香 15 克，甘草 15 克。研末，开水冲调，一次灌服。连用 1～2 剂。本方主要功效补中益气，理气破结。用本方配合西药治疗马类动物大肠阻塞。对老弱病程长的病畜，应加滋补药党参，重用麻仁、郁李仁，去大黄；对寒邪侵入机体、耗阳过度者，宜选用肉桂和附子等升阳药物；对重症老弱病畜，在应用上方的同时，还应配合西医疗法，强心、补液，并灌服一定剂量的石蜡油或蓖麻油，以滑肠通便，减少因应用腹泻药后伤津耗阳，保护胃肠黏膜。

方十三：火麻仁 7.5%，郁李仁 6.25%，莱菔子 6.75%，使君子 6.25%，苏子 6.25%，槟榔 5%，芒硝 62%。共为细末，一次剂量 800 克，加水 8000 毫升，搅匀后灌服。本方主要功效理气破滞，润肠泻下。用本方治疗马骡大肠阻塞病，效果不错。

## 142. 如何用中草药防治马感冒？

双花 90 克，柴胡 30～60 克，板蓝根 30～60 克，威灵仙 30 克，青蒿 30 克，连翘 30 克，贯众 30 克，大青叶 30 克，大黄 20 克。共为末，每天 1 剂，幼畜剂量酌减。本方主要功效清热透邪，凉血解毒。用本方治疗治疗家畜风热感冒有较好的临床疗效。流涕者，加防风 30 克、薄荷 20 克、苍耳子 20 克；咳嗽明显者，加桑叶 20 克、杏仁 20 克、前胡 20 克；脾虚粪稀者，加党参 30 克、白术 30 克、麦芽 40 克；粪便干难下者，加芒硝 40 克。

## 143. 如何用中草药防治马咳嗽？

方一：当归 30 克，熟地 30 克，党参 30 克，白术 30 克，茯苓 30 克，炙甘草 15 克，半夏 25 克，陈皮 25 克，紫菀 25 克，冬花 25 克，五味子 25 克，山药 30 克，杏仁 25 克。共为细末，开水冲调，候温一次灌服。本方主要功效益气温阳，养血镇咳。用本方防治马骡虚寒型劳伤咳嗽（慢性支气管炎）效果较好。

方二：熟地黄 50 克，生地黄 40 克，玄参 30 克，百合 30 克，麦冬 30 克，贝母 30 克，当归 25 克，芍药（炒）25 克，桔梗 20 克，阿胶（炒）25 克，杏仁 25 克，款冬花 30 克，知母 30 克，苏子 30 克，白芥子 30 克，葶苈子 30 克，桑白皮 30 克，甘草 25 克。共为细末，开水冲调，候温灌服。本方主要功效滋阴润肺、止咳平喘。用本方防治马骡劳伤咳嗽，效果不错。

方三：黄丹 250 克，豆腐 500 克。将黄丹和豆腐拌匀，灌服，连用 1～3 剂。本方主要功效化痰镇咳，宽中下气。用本方防治马咳嗽流鼻涕效果好。黄丹有毒，不宜多服，药量随马匹个体大小、膘情好坏而加减。

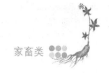

### 144. 如何用中草药防治马气喘？

方一：百合 30 克，黄芪（蜜炙）30 克，马兜铃 120 克，瓜蒌 30 克，桔梗 20 克，杏仁 20 克，桑白皮（蜜炙）20 克，猪苓 120 克，茯苓 20 克，川贝母 20 克，白芍 100 克，炙甘草 15 克，雏鸽 1 对。中药共为细末，雏鸽去毛捣烂，混合加开水灌服。服药 2 ~ 3 天后，如未愈可再服一次。本方主要功效益气定喘，补肾纳气。用本方治疗马骡虚喘症，疗效显著。体质瘦弱、食欲减少者，加沙参、熟地、三仙、莱菔子等。

方二：麻黄 45 克，杏仁 45 克，石膏 90 克，炙甘草 30 克，沙参 45 克，麦冬 45 克，生地 30 克，玄参 30 克，鱼腥草 60 克，二花 40 克，贝母 30 克，百部 30 克，薏苡仁 30 克。共为细末，开水冲调，候温灌服。本方主要功效清热宣肺。用本方防治马属动物肺热气喘效果较好。

方三：麻黄 45 克，桂枝 30 克，杏仁 45 克，炙甘草 15 克，川朴 30 克，生姜 15 克。煎汁灌服。本方主要功效宣肺止喘。用本方防治马属动物肺寒气喘效果较好。

方四：苍术 60 克，厚朴 45 克，法半夏 45 克，陈皮 45 克，茯苓 45 克，甘草 20 克，生姜 20 克，乌梅 20 克，石膏 45 克，瓜蒌仁 45 克，胆南星 30 克。共为细末，开水冲调，凉温灌服。本方主要功效燥湿化痰，理气和中。用本方防治马属动物痰湿阻肺气喘效果较好。

方五：干地黄 75 克，山药 45 克，丹皮 30 克，泽泻 30 克，茯苓 30 克，桂枝 10 克，附子 10 克，杏仁 30 克，麻黄 30 克，胆南星 20 克，葶苈子 30 克，甘草 10 克。1 剂 2 煎，一次灌服。本方主要功效温肺补肾，祛痰平喘。用本方防治马属动物肺肾两虚效果较好。

方六：麻黄 40 克，桂枝 25 克，细辛 15 克，干姜 30 克，五味子 15 克，白芍 40 克，半夏 40 克，炙甘草 25 克，石膏 40 克，款冬花 30 克，紫菀 30 克，茯苓 40 克。煎汁灌服。本方主要功效外解风寒，内散水饮。用本方防治马属动物表寒气喘效果较好。

### 145. 如何用中草药防治马支气管炎？

黄芪 40 ~ 100 克，沙参 30 克，麦冬 30 克，炙麻黄 20 克，苦杏仁 30 克，生石膏 100 克，知母 20 克，贝母 30 克，炙百部 30 克，紫菀 30 克，葶苈子 20 克，焦白术 30 克，茯苓 30 克，五味子 20 克，陈皮 30 克，木香 10 ~ 15 克，桔梗 30 克，焦三仙各 30 克，炙甘草 20 克。研末灌服，每天 1 剂，连服 7 ~ 10 天；精神状况较差、饮食欲明显下降者，煎服，每天 1 剂，连服 10 ~ 15 天。本方主要功效补益脾肺、滋阴降火、止咳平喘。用本方防治马属动物慢性支气管炎，效果不错。呼吸困难、体温升高者，加金银花 60 ~ 80 克、连翘 60 ~ 80 克、板蓝根 30 ~ 50 克、鱼腥草 30 ~ 60 克；流脓性鼻涕者，加白及 30 ~ 50 克、冬瓜仁 60 ~ 100 克。

### 146. 如何用中草药防治马肺气肿?

方一：麻黄 15 克，桑皮 25 克，杏仁 20 克，款冬花 25 克，黄芩 25 克，陈皮 20 克，白芥子 20 克，半夏 15 克，苏子 20 克，百合 30 克，紫菀 20 克，甘草 15 克，蜂蜜 100 克。共为细末，开水冲调，候温灌服。前 3 天每天 1 剂，以后隔天 1 剂，至病愈为止。本方主要功效润肺祛痰，止咳平喘。适用于病情较轻、病期较短、体温升高的肺泡阻塞型"小喘"，效果不错。

方二：苏子 30 克，白芥子 30 克，莱菔子 30 克，川贝 40 克，元参 40 克，生山药 40 克，蛤蚧（去头足）1 对。共为细末，开水调匀，候温灌服，每天 1 剂。本方主要功效扶正祛邪，止咳平喘。用本方治疗马属动物慢性肺泡气肿，一般 3 ~ 5 剂即可见效，7 ~ 10 剂多可治愈。

方三：生石膏、白及、枯矾、硼砂各 150 克。共为细末，凉水冲调，一次胃管投服。应空腹服药，两天 1 次。本方主要功效清热解毒，化痰止咳。用本方治疗马肺气肿，一般用 1 剂见效，3 ~ 4 剂痊愈。

方四：熟地 30 克，山药 30 克，沙参 30 克，党参 25 克，五味子 15 克，紫菀 20 克，首乌 30 克，麦冬 30 克，炒杏仁 25 克，前胡 20 克，丹参 25 克，葶苈子 20 克。水煎灌服。本方主要功效滋阴润肺，止咳平喘。适用于病期长、体温基本正常、呈虚喘症状的慢支型肺气肿，效果不错。

### 147. 如何用中草药防治马异物性肺炎?

葶苈子 60 克，知母 60 克，贝母 30 克，马兜铃 30 克，升麻 20 克，黄芪 60 克。水煎服，每天 1 剂，连用 3 剂。本方主要功效清肺地热，止咳平喘。一般用本方中西医结合治疗大家畜异物性肺炎，5 天后可治愈。

### 148. 如何用中草药防治马肝经风热?

菊花 20 克，防风 30 克，蝉蜕 30 克，木贼 20 克，天麻 20 克，僵蚕 25 克，板蓝根 30 克，川黄连 25 克，黄芩 25 克，龙胆草 30 克，甘草 20 克，青葙子 30 克，石决明 25 克，草决明 25 克，旋覆花 20 克，当归 30 克，川芎 30 克，丹参 25 克。共研为末，鸡蛋清 5 个，蜂蜜 200 克，开水冲药，候温用胃管一次灌服，每天 1 剂，一般 2 ~ 3 剂。本方主要功效祛风清肝，明目退翳。用本方防治马骡的肝经风热症效果较好。

### 149. 如何用中草药防治马肾炎?

方一：龙骨 200 克，牛膝 100 克，桑螵蛸 100 克（焙黄）。共研细末，开

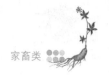

水冲调，候温灌服。每天 1 次，连用 3 ~ 7 次。本方主要功效益肾助阳，固精缩尿。用本方治疗马肾虚遗尿症，效果不错。

方二：大黄 40 ~ 60 克，芒硝 80 ~ 120 克，香附子 60 ~ 80 克，半夏 15 ~ 30克，甘草 30 ~ 50 克，马兜铃 30 ~ 50 克，黄柏 60 ~ 80 克，车前子 80 ~ 100 克，瞿麦 50 ~ 100 克，丹皮 30 ~ 50 克，桃仁 20 ~ 40 克。水煎服。本方主要功效泻热破瘀，散结消肿。用本方治疗马、驴的急性弥漫性肾炎，均在短期内治愈，疗效显著。

方三：黄柏 40 克，车前子 30 克，木通 25 克，泽泻 30 克，川芎 30 克，赤芍 25 克，当归 30 克，没药 15 克，乳香 15 克，苍术 25 克，补骨脂 20 克，枣皮 20 克，茯苓 20 克，白术 25 克，甘草 15 克。共研为末，开水冲调，候温灌服，每天 1 剂，连用 3 剂。本方主要功效清热利水、健脾强肾。用本方中西医结合治疗马肾炎效果较好。

### 150. 如何用中草药防治马血尿？

秦艽 50 克，当归 50 克，赤芍 25 克，瞿麦 50 克，大黄 40 克，焦山楂 40克，没药 25 克，连翘 35 克，车前子 40 克，茯苓 40 克，侧柏叶 50 克，淡竹叶 25 克，甘草 20 克。共研细末，开水冲调，候温灌服，每天 1 次，连服 2 ~ 3天。本方主要功效清热泻火，凉血止血。用本方治疗家畜肾源性血尿（肾盂肾炎）效果较好。

### 151. 如何用中草药防治马肌红蛋白尿？

方一：秦艽 25 克，当归 25 克，白芍 30 克，黄芩 30 克，大黄 25 克，炒栀子 30 克，金银花 35 克，茵陈 25 克，车前子 35 克，瞿麦 25 克，泽泻 25 克，炒蒲黄 25 克，乳香 20 克，没药 20 克，桃仁 20 克，红花 20 克。上药加水煎至 4000 毫升，候温，分两次胃管投服，每天 1 剂。本方主要功效凉血活血，清热利水。用本方中西医结合治疗马麻痹性肌红蛋白尿，效果不错。

方二：秦艽 30 克，当归 30 克，白芍 30 克，黄芩 30 克，炒栀子 30 克，金银花 30 克，羌活 30 克，车前子 30 克，木瓜 30 克，川芎 25 克，泽泻 25 克，杏仁 25 克，甘草 20 克。研细末，开水冲调，候温灌服。本方主要功效凉血活血，清热利水。用本方中西医结合治疗马麻痹性肌红蛋白尿病，3 ~ 5 剂治愈。

### 152. 如何用中草药防治马尿崩症？

熟地 100 克，山萸 100 克，丹皮 40 克，山药 50 克，云苓 40 克，生地 50克，元参 25 克，麦冬 40 克，五味子 40 克，乌梅 50 克，益智仁 40 克，甘草100 克。共为细末，开水冲调，每天 1 剂。本方主要功效滋阴降火，补肾益气，生津止渴。用本方治疗尿崩症（症状为口渴，多饮，多尿，进行性消瘦，

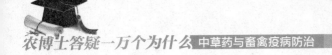

行动无力，精神短少，尿中无血、无糖，非糖尿病和肾脏症）取得了满意效果。

### 153. 如何用中草药防治马睾丸肿胀？

方一：知母 20 克，黄柏 20 克，栀子 20 克，泽泻 30 克，茯苓 30 克，木通 20 克，茯苓皮 30 克，桂枝 40 克，丹皮 20 克，熟地 30 克，山药 30 克，山芋 20 克，益智仁 20 克，故纸 20 克，炒杜仲 30 克，甘草 20 克。研末，开水冲调，待凉灌服，连服 2 剂。本方主要功效清热解毒，消肿止痛。用本方治疗睾丸肿痛（阳肾黄）患马、驴，基本痊愈。

方二：小茴香 30 克，肉桂 25 克，荆芥 30 克，防风 25 克，白术 30 克，茯苓 30 克，泽泻 30 克，猪苓 30 克，干姜 20 克，川楝子 20 克，补骨脂 30 克，菟丝子 30 克，厚朴 20 克。水煎服，每天 1 剂，连服 3 剂，药渣热敷阴囊。本方主要功效温肾壮阳，渗湿利水。用本方治疗阴肾黄，连用 3 剂后复诊，症状明显减轻，原方去荆芥、防风、厚朴，加秦艽、红花、乳香、荔核、橘核各 30 克，2 剂后痊愈。

方三：肉桂 30 克，茴香 30 克，吴茱萸 30 克，益智仁 30 克，故纸 30 克，炒杜仲 30 克，猪苓 30 克，生姜皮 40 克，白茯苓 30 克，苍术 30 克，荔核 30 克，橘核 30 克，山萸 20 克，山药 30 克，白术 30 克，甘草 20 克，川楝子 30 克，独活 30 克。研末，开水冲调，待凉灌服，每天 1 剂，连服 2 剂。本方主要功效暖肾祛寒，利湿利水。用本方治疗睾丸硬肿（阴肾黄）患马、骡、驴，均治愈。

### 154. 如何用中草药防治马脑水肿？

天麻 15 克，僵蚕 30 克，川乌 15 克，草乌 15 克，乌蛇 30 克，党参 30 克，焦白术 20 克，苍术 20 克，木通 20 克，车前子 15 克，泽泻 15 克，石决明 30 克，草决明 30 克，龙胆草 30 克，怀牛膝 15 克，菖蒲 15 克，甘草 10 克。水煎取汁，一次内服。本方主要功效健脾燥湿，平肝息风。用本方治疗马类家畜脾虚湿邪（相对于现代医学的脑水肿）多例，一般连服 4～5 剂，症状明显减轻，6～12 剂基本痊愈。头颈歪斜、跳槽冲墙、转圈严重者，加钩藤、琥珀；痉挛抽搐者，加白附子、全蝎；视力减弱者，加熟地、菊花；水肿或流涎多者，加大利水燥湿药量，再加半夏；神昏似醉者，加菖蒲、牛黄；久病气虚者，重用党参，加黄芪、当归。

### 155. 如何用中草药防治马癫痫？

丹皮、栀子、柴胡、茯苓、石菖蒲各 50 克，当归、白术、天麻各 30 克，白芍 60 克，薄荷、甘草各 20 克。水煎，候温灌服。本方主要功效疏肝解郁，健脾养血，清心化痰。用本方中西结合治疗骡马癫痫病，3 剂告愈。肝血亏虚

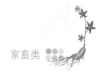

者，加生地黄、熟地黄各 30 克；肝郁气滞者，去白术，加香附 30 克；四肢抽搐者，加钩藤、千年健、石决明各 30 克；口中痰涎较多者，加天竺黄 50 克；昏迷者，重用石菖蒲，加酸枣仁、柏子仁及车前子各 30 克；久病体弱者，加黄芪、党参、山药各 60 克。

### 156. 如何用中草药防治马心力衰竭?

方一：当归 30 克，党参 30 克，黄芪 30 克，五味子 25 克，川芎 25 克，茯苓 20 克，柴胡 20 克，生姜 20 克，白芍 20 克，红花 15 克，甘草 15 克，建曲 20 克。共研末，开水冲调，候温一次灌服。本方主要功效补气助阳，活血散瘀，安神健脾。用本方中西医结合治疗马心力衰竭有一定的效果。

方二：当归、生地黄、麦冬、天冬、酸枣仁、党参、丹参、远志、茯苓、桔梗、五味子、玄参。水煎，候温一次灌服。本方主要功效滋阴清热，补心安神。本方对急性过劳引起的心脏扩张疗效显著。体瘦毛焦、腰胯无力者，加巴戟天、破故纸、菟丝子、肉桂、肉苁蓉；食欲减少者，加苍术、厚朴、陈皮、白术、三仙；结膜苍白者，加白芍、川芎、枸杞子、阿胶珠、鹿角胶；气喘者，加苏子、杏仁、沉香、蛤蚧、百合。

### 157. 如何用中草药防治马有机磷中毒?

绿豆 500 克，甘草 500 克，滑石粉 300 克，贯众 30 克。研末，水煎服。本方主要功效清热解毒，渗湿利尿。用本方治疗马属动物甲拌磷中毒症，一般约 4 小时左右，患畜精神转好，起卧、流涎、出汗开始减少，步态好转，有饮欲。复用 1 剂，次日恢复正常。

### 158. 如何用中草药防治马霉玉米中毒?

板蓝根 40～60 克，金银花 30～45 克，连翘 30～40 克，栀子 30～45 克，大黄 45～60 克，朴硝 40～80 克，甘草 30～45 克，绿豆 100～150 克。水煎服，每天 1 剂。本方主要功效清热解毒，清胃涤肠。用上方结合西药疗法治疗马属动物霉玉米中毒效果显著。兴奋型可加远志、合欢皮、蝉蜕。

### 159. 如何用中草药防治马牙痛?

方一：石膏 100 克，黄连 30 克，黄芩 30 克，生地 40 克，丹皮 25 克，升麻 25 克，金银花 25 克，连翘 25 克，大黄 25 克，朴硝 50 克，川芎 25 克，细辛 20 克，白芷 20 克，甘草 20 克。共为细末，开水冲调，候温灌服。本方主要功效清泻胃火，消肿止痛。用本方防治关中马、驴牙痛，收到良好效果。

方二：石膏 60 克，威灵仙 60 克，生地 30 克，黄芩 30 克，川芎 25 克，白芷 25 克，元参 25 克，细辛 15 克，升麻 15 克。共研细末，加蜂蜜 200 克，开水冲调，候温灌服。本方主要功效清热解毒，凉血止痛。用本方结合西药治

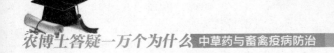

疗马属动物牙痛，获得满意疗效。方中威灵仙其性善走，通十二经，并有消肿止痛功效，用大剂量效果较好。

### 160. 如何用中草药防治马萎缩性鼻炎？

黄芪40克，川芎、桃仁、红花、赤芍各30克，苍耳子、辛夷、黄芩各25克，甘草10克。开水冲调，候温灌服。每天1剂，连用5天。本方主要功效益气祛瘀，疏风通窍。用本方中西结合治疗马萎缩性鼻炎，效果满意。鼻液带血或流血者，加棕榈炭、地榆炭、仙鹤草；鼻变形者，加海藻、石决明、龙骨；伴有全身症状者，加黄连、金银花、蒲公英；机体衰弱者，加党参、何首乌、山药。

### 161. 如何用中草药防治马鼻窦炎？

方一：酒知母150~200克，酒黄柏150~200克，木香30~50克。共为细末，开水冲调，候温灌服，每2天1剂，连用2~3剂。本方主要功效滋阴降火，理气通窍。用本方中西医结合治疗马属动物鼻额窦炎，效果较好。

方二：党参、黄芪各40克，白芷、泽泻、路路通、石菖蒲、桔梗各30克，柴胡、龙胆草、川芎、辛夷、苍耳子各25克，薏苡仁45克，细辛、炙甘草各15克。研末，开水冲调，凉后灌服，每天1剂，一般3~6剂。本方主要功效补虚泻实，宣肺通窍。用本方防治马属动物慢性鼻窦炎，效果不错。涕多且黄稠者，加鱼腥草、败酱草；涕多质黄白但较清稀者，加五味子、诃子。

方三：辛夷25克，苍耳子、白芷各35克，川芎、郁金、防风、柴胡各30克，黄芪40克，黄芩45克，黄柏60克，甘草15克。研末，开水冲调，候温灌服，每天1剂，7天为一疗程。本方主要功效疏风清热，排脓解毒，通利鼻窍。用本方治疗马属动物慢性鼻窦炎，取得满意疗效。

方四：辛夷60克，苍耳子30克，酒知母60克，酒黄柏60克，广木香15克，制乳香30克，制没药30克，黄芪40克，桔梗20克，荆芥15克，防风15克，连翘30克，金银花25克，蒲公英25克，甘草15克。研末开水冲调，候温灌服，隔天1剂，一般3剂。本方主要功效清热解毒、疏风通窍。用本方治疗马属动物鼻窦炎，少则1剂，多则3剂，全部治愈。

### 162. 如何用中草药防治马肚底黄？

方一：当归30克，桂枝30克，菖蒲20克，泽泻30克，砂仁20克，厚朴20克，白术30克，干姜20克，肉桂20克，青皮25克，陈皮25克，茯苓30克，五味子30克，黄芪30克。共为末冲服，每天1剂，连服4剂。本方主要功效温运脾阳，通利水湿。用本方治疗马、驴腹底黄（蓄水停脐），每天1剂，连服4剂痊愈。

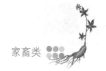

方二：党参 60 克，白术 50 克，茯苓 40 克，车前子 40 克，制附子 30 克，山药 40 克，黑丑 20 克，白丑 20 克，黄芪 40 克，木通 30 克，泽泻 30 克，桑白皮 40 克，陈皮 40 克，甘草 20 克。水煎灌服，连用 3 剂。本方主要功效温补脾胃，壮阳化气。用本方治疗马骡肚底黄（腹下水肿），连用 3 剂，配合针彻带脉、点刺肿胀部，8 天后可痊愈。

### 163. 如何用中草药防治马直肠息肉？

地肤子 150 克，鸦胆子 50 粒，明矾 45 克。水煎至 500 毫升，每次取 250 毫升保留灌肠，每天 2 次。本方主要功效清热利湿，化瘀生新，收敛止血。用本方治疗马直肠息肉便血，灌肠 2 次后症状减轻，6 日后停药，大便正常，恢复健康。

### 164. 如何用中草药防治马外阴瘙痒？

狼毒 9 克，花椒 9 克，蛇床子 10 克，黄柏 10 克。水煎取汁，加入少许枯矾，取适量药棉擦洗，直至药汁用毕。每天 1 次，连用 5 天。本方主要功效清热解毒，燥湿止痒。用本方结合药膏（马齿苋 120 克捣烂，加入青黛 30 克、麻油适量拌匀）外涂治疗马外阴瘙痒症，连用 5 天痊愈。

### 165. 如何用中草药防治马荨麻疹？

方一：黄药子 20 克，白药子 20 克，知母 20 克，贝母 20 克，栀子 20 克，大黄 20 克，黄芩 20 克，黄芪 30 克，连翘 30 克，防风 20 克，郁金 20 克，蝉蜕 30 克，朴硝 60 克，甘草 15 克。研末，鸡蛋清 4 个为引，开水冲成稠糊状（过稠难灌，过稀易呛），一次灌服。本方主要功效清热解毒，消肿止痒。用本方治疗马属家畜风热型遍身黄，一般 1 剂而愈。

方二：党参 30 克，丹参 30 克，沙参 30 克，元参 30 克，苦参 30 克，何首乌 30 克，秦艽 20 克，百合 30 克，当归 20 克，地骨皮 20 克，生黄芪 45 克，地肤子 30 克，皂刺 15 克。共为细末，开水冲调，加鸡蛋清 4 个，蜂蜜 50 克，候温灌服，连服 2 剂。本方主要功效补气养血，滋阴润燥。用本方治疗母骡慢性遍身黄，连服 2 剂痒止，食欲大进，褪毛，皮损肿毒消散愈合，新毛光亮。

方三：党参 30 克，茯苓 20 克，川芎 20 克，枳壳 20 克，蝉蜕 20 克，羌活 20 克，桔梗 15 克，独活 15 克，生姜 15 克，甘草 15 克，薄荷 10 克。共为细末，开水冲调，候温灌服。本方主要功效益气解表，祛风止痒。用本方中西医结合治疗驴急性遍身黄，1 剂而愈。

方四：荆芥 25 克，防风 25 克，羌活 25 克，独活 25 克，前胡 15 克，柴胡 20 克，川芎 15 克，当归 25 克，茯苓皮 30 克，大腹皮 25 克，生姜皮 30 克，滑石粉 20 克，甘草 10 克。共为细末，开水冲成稠糊状，一次灌服，每天 1

剂，治愈为止。本方主要功效祛风解表，化湿利水。用本方防治马属家畜风寒型遍身黄效果较好。

方五：黄芪 60 克，白术 40 克，防风 30 克，荆芥 30 克，独活 30 克，羌活 30 克，川芎 25 克，陈皮 30 克，半夏 20 克，茯苓 20 克，地肤子 30 克，白癣皮 30 克，桂枝 20 克，生姜 20 克。共末冲服，每天 1 剂，连服 3 剂。本方主要功效祛风散寒，健脾渗湿。用本方治疗驴遍身黄，连服 3 剂痊愈。

方六：党参 30 克，苦参 40 克，玄参 30 克，丹参 30 克，沙参 30 克，首乌 30 克，苍术 30 克。研末，一次灌服，连服 2 剂。本方主要功效养血润燥，清肺止痒。用本方治疗马荨麻疹，均以 1~3 剂治愈。

### 166. 如何用中草药防治马风湿症？

方一：独活 75 克，桑寄生 60 克，秦艽 75 克，荆芥 50 克，白芷 50 克，防风 70 克，细辛 10 克，当归 70 克，芍药 30 克，川芎 70 克，熟地 40 克，杜仲 40 克，牛膝 40 克，党参 50 克，茯苓 50 克，甘草 30 克，肉桂 30 克。共为细末，开水冲调，胃管投入，每天 1 剂，连服 5 剂。本方主要功效祛寒除湿，宣痹止痛。用本方中西结合治疗马风湿症，用药后第 2 天症状明显减轻，吆喝即起，能够行走，服完 3 剂后，又投 2 剂治愈。休养 1 个月后可参加使役。

方二：补骨脂 45 克，骨碎补 45 克，独活 30 克，羌活 30 克，川牛膝 30 克，杜仲 30 克，黄芪 30 克，熟地 30 克，红花 30 克，木瓜 30 克，两面针 25 克，桂枝 20 克，炙甘草 20 克。水煎服，每天 1 剂，连用 7 剂。本方主要功效补肝益肾，益气活血。用本方内服、中药熏洗、结合关节腔内注射正清风痛宁等综合方法治疗骨性膝关节炎（大骨节病），取得了满意的治疗效果。

中药熏洗法：生川乌 35 克，生草乌 35 克，伸筋草 20 克，透骨草 20 克，海桐皮 30 克，苍术 40 克，防风 30 克，乳香 30 克，没药 30 克，红花 20 克，艾叶 25 克。水煎取汁，待温热熏洗患部，每天 2 次，每次 45 分钟，7 天为 1 个疗程。

关节腔内注射方法：膝关节屈膝 90 度，常规剪毛消毒后，注射针头从内侧或外侧刺入关节腔内，抽吸无回血后，缓慢注入正清风痛宁药液。每次 4~8 毫升，隔天 1 次，注射后停止运动 10~30 分钟。

方三：红花 25 克，当归 20 克，炙乳香 25 克，炙没药 25 克，桂枝 20 克，防风 20 克，羌活 25 克，木瓜 25 克，五加皮 20 克，川芎 20 克，白芍 20 克，甘草 15 克，白酒 120 毫升。共为末，开水冲，候温灌服。本方主要功效舒筋活血，散风止痛。用本方治疗马属动物寒伤四肢痛，均取得较好的疗效。前肢疼，加桂枝 25 克；后肢疼，加牛膝 30 克；食欲不振、大便干燥，加莱菔子、三仙、大黄、火麻仁等。本病结合针灸疗效更佳。

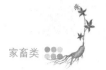

方四：生石膏 100 克，知母 70 克，炙甘草 60 克，粳米 70 克，桂枝 60 克，银花藤 60 克，桑枝 50 克，晚蚕砂 40 克，汉防己 40 克。水煎 2 次，混合后分早、晚 2 次灌服，每天 1 剂。本方主要功效清热通经，解肌祛风。用本方防治马骡风湿性关节炎，获得良好效果。

方五：独活、寄生、当归、川芎、白芍、熟地各 25 克，党参、茯苓、官桂、杜仲、牛膝、木瓜、故纸、秦艽、防风、桂枝各 20 克，生姜、细辛各 15 克。共研细末，加黄酒为引灌服。每天 1 剂，连服 4～5 剂。本方主要功效除湿散寒，通经活络，益肾疏肝。用本方结合针灸、西药治疗骡风湿筋骨痛，治疗 3 天彻底痊愈。

方六：当归、川芎各 35 克，生乳香、生没药、桂枝各 25 克，防风、秦艽、独活、羌活、丹参各 40 克，威灵仙 45 克，鸡血藤 50 克。水煎服，每天 1 剂，连服 3 剂。本方主要功效活血通络，祛风除湿，散寒止痛。用本方结合西医疗法治疗马牛痹症，取得了比较满意的疗效。前肢疼痛者，加桑枝 30 克、白芷 25 克；后肢疼痛者，加牛膝 25 克；风气胜者，加防己、桂枝、海风藤各 30 克；寒气胜者，加麻黄、干姜各 30 克，制附子 20 克、川乌 15 克、细辛 10 克；湿气胜者，加薏苡仁 30 克、草薢 25 克；痛甚者，加芍药 35 克、甘草 15 克；肾气不足者，加杜仲、续断、巴戟天各 25 克，桑寄生 30 克、淫羊藿 35 克；气血不足者，加黄芪、熟地各 35 克；病久者，加穿山甲 35 克、地龙 30 克、全蝎 20 克、乌梢蛇 40 克；湿热痹症，加石膏 80 克、知母 60 克、桂枝 35 克、连翘 25 克、栀子 25 克。

方七：草乌、川乌、乳香、没药、当归、川芎、独活、羌活、桑寄生、杜仲、牛膝、川续断、肉桂各 30 克，南星、陈皮各 25 克，地龙、附片、川厚朴各 15 克，甘草、细辛各 10 克。煎汤 4 次，分 2 天灌服。每天 1 次，灌药时加白酒 50～100 毫升，连服 2～4 剂。本方主要功效祛风除湿，活络通痹。用本方防治经水杨酸钠制剂治疗无显著效果的马、黄牛、水牛风湿症，效果均理想。病畜体温高、口色红干、天气热时，少用或不用肉桂、细辛；口色淡白多津、气候寒冷时，肉桂、细辛加倍，加附片；食欲差时，加健胃药。

方八：食醋 200～500 毫升，食盐 20～50 克，白酒 100～200 毫升，童便 150～250 毫升，艾叶 100～200 克，血余炭 30～60 克，葱白 3～7 根。血余炭、艾叶、葱白加水适量，煎煮至 300 毫升，过滤后加食盐、食醋、白酒混合加热至 70～80℃左右（冬季药液温度稍高），再加入童便混匀。将患部用温水和肥皂洗刷干净，用毛巾或纱布浸药液反复热敷患部 1.5～2 小时，热敷毕后速用小棉垫或毛巾包扎保暖。每天早、晚热敷 1 次，7 天为 1 疗程，1～3 疗程痊愈。本方主要功效祛风除湿，舒筋活络，化瘀止痛。用本方防治马属动物膝眼

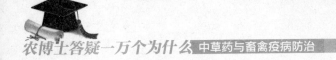

风，效果满意。

### 167. 如何用中草药防治马面神经麻痹？

制白附子30克，僵蚕30克，天麻30克，白芷30克，防风30克，全蝎20克，蛤蚧15克。水煎2次，混合加黄酒250毫升，一次胃管投服。每天1次，连用2剂。本方主要功效祛风除湿，解痉通络。用本方防治马口眼歪斜多例，均收到显著效果。

### 168. 如何用中草药防治马扭伤？

方一：大黄80克，雄黄60克，冰片20克，红花20克，栀子20克。共研细末，用鸡蛋清调成糊状，敷于患部，绷带包扎。本方主要功效活血化瘀，燥湿解毒。本方治疗家畜关节损伤、挫伤和屈腱炎等均有良效，以急性病例效果较好。

方二：当归、川芎各30克，莪术、蒲黄各25克，红花、桃仁、乳香、没药、秦艽、桂枝、牛膝、川断、杜仲、覆盆子、益智仁、破故纸、木瓜各20克，甘草15克。共研末，开水冲调，候温灌服，每天1剂，连服3天。本方主要功效活血化瘀，补肾壮骨。本方结合西药治疗骡闪伤，连服3日治愈。

方三：红花、当归、牛膝、续断、杜仲炭、巴戟天、乌药各25克，没药、血竭、乳香、元胡、自然铜各20克。共为细末，开水冲调，黄酒200毫升为引，食后一次灌服。每天1剂，连用7天。本方主要功效活血化瘀，行气通络，消肿止痛。用本方治疗马属动物因使役或失步引起的跛行病疗效满意。15天后患部肿胀减退，跛行减轻，2个月后痊愈并恢复使役。

### 169. 如何用中草药防治马骨折？

乳香30克，没药30克，血竭25克，当归25克，红花25克，千年健25克，生胆南星25克，续断20克，大黄20克，香附20克。共为细末，另取食醋300毫升，敷药包扎。本方主要功效活血散瘀，消肿止痛。本方治疗马、骡骨折效果满意，一般15天后可除去外固定竹片，20天后痊愈。

### 170. 如何用中草药防治马蜂毒中毒？

金银花100克，地丁40克，连翘50克，白菊花60克，蒲公英100克，黄芩50克，黄连50克，防风40克，雄黄15克，茯苓50克，滑石粉50克，甘草50克。水煎灌服。本方主要功效清热解毒，消肿利尿。本方结合西医治疗效果更好。

### 171. 如何用中草药防治马外障眼？

石决明、草决明、菊花、谷精草、黄芩各50克，龙胆草、蝉蜕、青葙子、密蒙花、木贼各30克，马尾黄连、旋覆花各25克。水煎服。本方主要功效清

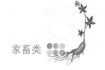

肝明目，退翳解毒。用于马、骡外障眼效果不错。

### 172. 如何用中草药防治马肾精不足？

枸杞子、菟丝子、肉苁蓉各 30 克，仙灵脾、覆盆子、车前子各 20 克，黄芪、当归、五味子各 15 克。粉碎拌匀，开水冲服，每天 1 剂，连用 5 剂。本方主要功效滋阴助阳，益肾补元。使用本方后的种公驴，精子活力、射精量、精子存活时间都有很大的好转。

### 173. 如何用中草药防治马妊娠毒血症？

当归 30 克，川芎 25 克，白芍 30 克，熟地 30 克，党参 30 克，白术 30 克，黄芪 45 克，川断 30 克，砂仁 25 克，黄芩 30 克，杜仲 45 克，生姜 25 克，甘草 20 克。共为末，一次灌服，每天 1 剂，连服 3 剂。本方主要功效活血祛瘀，补气安胎。用本方中西医结合治疗马属动物妊娠毒血症效果不错。

### 174. 如何用中草药防治马产后热？

当归 60 克，柴胡 60 克，黄芩 60 克，玄参 60 克，党参 60 克，白芍 50 克，黄芪 50 克，荆芥 50 克，防风 50 克，山药 50 克，薄荷 40 克。共为末，开水冲调，候温一次灌服。本方主要功效补气养血，清热解毒。用本方治疗马产后热多例，均 1~2 剂治愈。暑湿发热者，加生石膏、知母；瘀血发热者，加益母草、丹参；气虚者，重用党参、黄芪。

### 175. 如何用中草药防治马产后出血？

当归 60 克，川芎 30 克，桃仁 25 克，炮姜 25 克，蒲黄 25 克，五灵脂 25 克，白茅根 20 克，血余炭 20 克，没药 20 克，乳香 20 克，红花 20 克，炙甘草 20 克。共为细末，开水冲调，候温一次灌服。本方主要功效和血行瘀、消肿止血。用本方治疗马产后出血不止，首剂阴户收缩良好，努责症状消失；2 剂出血终止，病告痊愈。

### 176. 如何用中草药防治马产后腹痛？

黄芪 100 克，党参 50 克，当归 50 克，川芎 30 克，桃仁 25 克，炮姜 25 克，益母草 25 克，陈皮 25 克，元胡 25 克，香附 25 克，升麻 20 克，甘草 20 克。共为细末，开水调为糊状，候温加食醋 250 毫升一次灌服。本方主要功效生新化瘀，补中益气。用本方治疗马产后腹痛不食，服用 1 剂后，一般次日能自行站立，正常进食饮水，第 2 剂诸症皆消，病愈如初。

### 177. 如何用中草药防治马不孕症？

当归 50 克，熟地 30 克，赤芍 30 克，川芎 30 克，丹参 30 克，益母草 25 克，桃仁 25 克，炮姜 25 克，香附 25 克，元胡 25 克，五灵脂 25 克，炙甘草

20克。共为细末，开水冲调，候温加黄酒250毫升灌服，每天1剂，连服3剂。本方主要功效活血化瘀，理气壮阳。用本方治疗马、驴不孕症，连服3剂后，方减桃仁、炮姜、元胡、香附，加大蓉30克、阿胶25克、淫羊藿25克、阳起石25克、杜仲25克，连用2剂，交配受孕，翌年产驹。

### 178. 如何用中草药防治马驹腹泻？

方一：党参9克，炙黄芪6克，焦白术9克，郁金6克，黄芩9克，茯苓9克，苍术6克，车前子6克，诃子6克，大腹皮6克，甘草6克。共为细末，调后加磺胺脒6~12克，一次灌服，每天1剂。本方主要功效健脾强胃，清热除湿。用本方中西医结合治疗驴驹拉稀，效果不错。

方二：吴茱萸3克，丁香2克，木香3克，肉桂3克，苍术4克，猪苓4克，云苓4克。共为细末，用醋调成糊状，患畜脐部外敷，包扎固定，以防脱落。每天1次。本方主要功效温中散寒，利湿止泻。用本方贴脐治疗幼畜腹泻，均用药1~3次而愈。

### 179. 如何用中草药防治初生骡驹溶血病？

方一：茵陈25克，生地15克，山药10克，茯苓10克，泽泻10克，山芋10克，丹皮5克，山栀5克，大黄5克，甘草5克，车前子5克。煎汁候温投服。本方主要功效滋阴补肾，利胆退黄。用本方治疗骡驹肾阴虚型溶血病，每天1剂，连用3天后尿色清亮，又灌服补血地黄汤（黄芪25克，当归15克，山药10克，茯苓10克，泽泻10克，丹皮10克，山茱萸15克，熟地10克，甘草5克，煎汁投服）3剂，告愈。

方二：茵陈25克，山茱萸15克，熟地10克，山药10克，茯苓10克，泽泻10克，丹皮10克，肉桂5克，附子5克，甘草5克。煎汁，候温灌服。本方主要功效温阳补肾、利胆退黄。用本方治疗骡驹肾阳虚型溶血病，连用4剂，第五天尿色清亮，又灌服补血地黄汤（同上）2剂后痊愈。

### 180. 如何用中草药防治初生马驹胎粪停滞？

蛋清4个，白糖50克，大黄末20克。一次混匀灌服。本方主要功效解毒润肠，泻下通便。用本方结合温肥皂水和石蜡油深部灌肠，治疗胎便停滞马驹多例，均可康复。可配合后海穴注射10%氯化钾30毫升以促进肠蠕动。

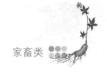

# 第六章　中草药防治牛病

## 181. 如何用中草药防治牛恶性卡他热?

方一:龙胆草 60 克,黄芩 60 克,薄荷 30 克,茵陈 120 克,柴胡 60 克,僵蚕 30 克,牛蒡子 30 克,板蓝根 30 克,栀子 45 克,金银花 30 克,连翘 30 克,玄参 30 克,车前草 60 克,地骨皮 60 克。煎汤灌服,每天 1 剂,连用 3～5 天。本方主要功效清热解毒,疏肝解郁。用本方防治奶牛恶性卡他热,获得理想的治疗效果。

方二:大青 200 克,金银花 120 克,连翘 120 克,黄芩 120 克,栀子 120 克,柴胡 120 克,生地 150 克,元参 150 克,麦冬 150 克,生石膏 500 克,知母 100 克,白芍 100 克,石斛 100 克,菊花 90 克,木贼 90 克,青葙子 90 克,龙胆草 90 克,鲜芦根 500 克。水煎 2 次,灌服,每天 1 剂,连服 3～4 剂。本方主要功效清热解毒,泻火滋阴。用本方配合西药强心补液、抗继发感染治疗该病效果好。有神经症状另加茯神、枣仁、远志各 80 克。

## 182. 如何用中草药防治牛病毒性腹泻?

方一:当归 15 克,葛根 20 克,黄芩 20 克,黄连 15 克,黄柏 20 克,地榆 20 克,双花 20 克,龙胆草 15 克,大青叶 20 克,生地 15 克,元参 15 克,乌梅 20 克,诃子 20 克,麦冬 15 克,甘草 10 克。水煎灌服,每天 1 剂,连用 2～3 剂。本方主要功效清热解毒,渗湿敛肠。

方二:芍药 100 克,枳壳 80 克,厚朴 80 克,陈皮 80 克,柴胡 50 克,板蓝根 100 克,黄芪 100 克,细辛 1 克。碾末,加温水 1 次投服,每天 1 次,连服 3 天。本方主要功效涩肠止泻,益气健脾。采用对症疗法和控制继发感染治疗的同时,应用本方效果显著。

方三:①白术(土炒)40 克,白芍 40 克,防风 30 克,黄连 30 克,陈皮 30 克。②乌梅 20 克,柿蒂 20 克,黄连 20 克,姜黄 15 克,山楂炭 15 克,茵陈 15 克。③枣树皮 200 克(炒黑)。分别研末冲服,每天 1 剂,连服 2～3 剂。本方主要功效涩肠止泻。应用上方中任一方结合西药治疗,均收到好效果。

方四:葛根 12 克,乌梅 12 克,藿香 10 克,防风 6 克,柴胡 12 克,姜半夏 12 克,车前子 12 克,山药 20 克,马齿苋 15 克,黄连 6 克,陈皮 6 克,姜竹茹 10 克。水煎 2 次,一次内服。此方为 2 月龄牛犊用量,其他牛根据病情和体重，酌情加减。每天1剂，连服2~4剂。本方主要功效辟秽退热，和胃降逆，醒脾利湿。用本方治疗犊牛病毒性腹泻效果好。若有脱水症状，应注意纠正脱水和补充电解质。

方五：党参25克，黄芪25克，白术15克，甘草20克，当归15克，白芍15克，柴胡15克，陈皮15克，诃子10克。水煎后1次灌服。本方主要功效调补脾胃，升阳益气。应用于犊牛效果较好。对间歇性腹泻犊牛同时采用纤维素酶30~50克，加温开水适量，1次灌服，每天1次，连用3天。

方六：白头翁60克，黄连60克，黄芩60克，黄柏60克，秦皮60克，茵陈60克，苦参60克，穿心莲60克，白扁豆60克，玄参50克，生地50克，泽泻50克，椿白皮50克，诃子50克，乌梅50克，木香50克，白术50克，陈皮50克。水煎，候温灌服，每天1剂，分3~4次服完。本方主要功效清热解毒，健脾燥湿，涩肠止泻，滋阴生津。以本方为主对黄牛病毒性腹泻黏膜病进行综合治疗，疗效满意。

方七：虎杖60克，苦参60克。水煎服。本方主要功效清热解毒，燥湿止痢。目前对本病尚无特效的治疗药物，只能在加强监护、饲养以增强牛机体抵抗力的基础上，进行对症治疗。

### 183. 如何用中草药防治牛流感？

方一：柴胡40克，半夏40克，陈皮40克，炒枳壳40克，五加皮35克，秦艽40克，白芍45克，羌活40克，桂枝30克。本方主要功效疏肝理气，祛湿化痰。用该方治牛流感效果好。

方二：羌活25克，独活25克，防风21克，白术21克，桂枝21克，杏仁21克，陈皮21克，藁本21克，白芷15克，川芎15克，茯苓15克，川朴15克，半夏15克，苍术31克，制马钱子9克。烘干后共为细末，过40目筛，水煎后1次内服，连服3~5剂。本方主要功效解表散寒，祛风胜湿。加减治疗牛流感确有奇效，对家畜风湿性咳嗽也有良效，可达异病同治之目的。有血便者，加炒大黄64克、焦地榆32克；鼻出血者，加赭石96克、大蓟32克；疼痛明显者可配合止痛药穴位注射；咬肌麻痹吞咽困难者，可在咬肌注射肾上腺素，每侧1毫升，或电针锁口穴；不能站立者，用麻黄125克煎汁，加白酒250毫升洗四肢，每天2次，连用2~3天，或电针百会、大胯、小胯、汗沟等穴。

方三：麻黄50克，杏仁50克，石膏50克，桔梗40克，知母40克，黄芩30克，甘草30克。加水适量煮开，不烫手时趁热灌下。本方主要功效宣肺止咳。对咳嗽、气喘的病牛疗效显著。

方四：羌活50克，防风50克，生地35克，黄芩40克，川芎35克，白

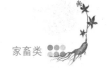

芷35克，细辛25克，甘草40克。大葱为引，水煎，一次灌服。本方主要功效祛风除寒，补气活血。用本方配合西药治疗牛流感病效果好。体温居高不下加大青叶、金银花；四肢拘紧加桑寄生、独活；咳嗽加半夏、杏仁；无食欲加麦芽、山楂。

方五：葱白200克，生姜200克，大蒜200克，萝卜200克，橘子皮200克，杏仁200克，胡椒50粒。加水煮10分钟，趁热温服，每天1剂，连用1周。本方主要功效发散风寒。本方感冒初期应用效果理想。或用葱白、生姜各100克，加食盐10克，混合，捣成糊状，用纱布包好，擦前胸、背及腋窝、肘窝，再饮50℃热红糖水。牛舍要保温，牛卧处铺厚垫草，腰上盖麻袋，半小时后，牛可出汗退烧。

### 184. 如何用中草药防治牛传染性鼻气管炎？

犀角80克，生地50克，芍药35克，丹皮35克，金银花30克，连翘30克，黄连30克。共为末，开水调冲灌服，每天1剂。本方主要功效清热解毒，凉血散瘀。用本方配合复方磺胺间甲氧嘧啶钠（按每千克体重0.1毫升注射）、复方柴胡注射液，体质较差的用维生素C、肌苷、ATP、20%葡萄糖，出现肠卡他性炎症的服磺胺脒片，治疗效果很好。

### 185. 如何用中草药防治牛流行热？

方一：鲜大青叶400克，鲜地胆头150克，鲜黄皮叶150克。加水2千克，煎15分钟，去渣，待凉后加入食盐10克，一次灌服。本方主要功效清热解毒。用本方治疗病牛，一般服药20分钟后，体温下降至正常，跛行减轻，可食至半饱。40小时后，跛行消失，精神、消化、呼吸复常。大多数病例服药1剂即愈，较重的2剂即愈。腹泻便血者加马齿苋；咳嗽、喘气者加东风桔、蜂窝草。东风桔为芸香科酒饼（勒）属，该草生于旷野、村边、路旁灌木丛中，全年可采，分布于广西、广东等省区，辛、苦、微温，有祛风解表、理气止痛、化痰止咳的作用。蜂窝草为唇形科绣球防风属植物蜂窝草的全草，夏秋采集，洗净切碎，鲜用或晒干，苦、辛、温，疏风散寒、化痰止咳。

方二：羌活60克，防风60克，苍术60克，川芎30克，白芷45克，黄芩60克，大青叶100克，蒲公英100克，金银花60克，连翘60克，桔梗45克，贝母30克，甘草30克，大葱120克，生姜120克。水煎服，每天1剂，连服3剂为1疗程。本方主要功效祛湿除风，清热解毒。本方适用于奶牛流行热初期，功效甚佳。患病牛当晚服药，第2天体温降至38.5℃，开始反刍，连服3剂后可痊愈，未发病奶牛可灌服上方预防。

方三：蚕砂60～150克，土茯苓（切片）90～300克。水煎灌服，根据牛的大小和病情轻重决定剂量。本方主要功效祛风除湿，解毒。用本方防治病牛，均取得较好效果。蚕砂、土茯苓安全范围较宽，可随症加减使用。

方四：金银花 45 克，连翘 45 克，生地 45 克，玄参 45 克，蚕砂 90 克，土茯苓 90 克，黄芩 45 克，木瓜 30 克，生甘草 30 克。水煎，去渣，候温灌服；或共研细末，开水冲服。本方主要功效解毒凉血，祛风湿，和胃。用本方治疗牛流行热，均有药到病除之功。以跛行为主症者，加独活、秦艽、威灵仙；以食欲废绝为主症者，加茯苓、砂仁、白豆蔻；病情严重者，加黄连、赤芍、紫草、豨莶草。

方五：贯众 90 克，金银花 60 克，连翘 60 克，大青叶 100 克，苏子 35 克，葶苈子 30 克，桑叶 60 克，天花粉 60 克，贝母 45 克，沙参 60 克，苍术 45 克，黄芩 60 克，佩兰 45 克，蒲公英 60 克，甘草 60 克，藿香 45 克，蜂蜜 250 克为引。水煎服或为末，开水冲调，候温灌服，每天 1 剂，连服 7 天为 1 疗程。本方主要功效解毒祛湿，宣肺定喘。用本方治疗奶牛流行热合并间质性肺气肿，首先用地塞米松肌内注射3% 过氧化氢溶液、毒毛旋花子苷 K、5% 葡萄糖氯化钠缓慢滴注，10 分钟后呼吸困难缓解，心衰症状有所减轻，病势趋于稳定。随后服中药，7 天后可痊愈。本方亦是治疗病毒性肺炎、肺气肿之良方。

### 186. 如何用中草药防治牛传染性角膜结膜炎？

方一：拨云散：炉甘石 30 克，硼砂 30 克，大青盐 30 克，黄连 30 克，铜绿 30 克，硇砂 10 克，冰片 10 克。共研极细末过筛装瓶。用直径 3 毫米的一段塑料管将药吹入眼内，或固定头部点入眼内，每天 2 次，轻症 3～5 天，重症 7～10 天。本方主要功效去翳脱腐，收敛止泪。用本方治疗牛传染性角膜结膜炎，方法简便，便于操作，临床应用效果确实，而且医用拨云散市面有售，选用方便。

方二：防风 30 克，荆芥 30 克，黄连 30 克，黄芩 30 克，煅石决明 60 克，草决明 60 克，青葙子 60 克，龙胆草 15 克，蝉蜕 15 克，没药 24 克，甘草 12 克。水煎服。本方主要功效疏风散热，清肝明目。用此方治牛传染性角膜结膜炎效果不错。热毒盛者加金银花、连翘、菊花、蒲公英。

### 187. 如何用中草药防治牛肺疫？

方一：金银花 50 克，连翘 59 克，山豆根 30 克，射干 50 克，黄连 30 克，黄芩 60 克，大黄 50 克，麦冬 50 克，生石膏 100 克，僵蚕 30 克，蝉蜕 30 克，木通 20 克，桔梗 30 克，甘草 30 克。水煎，24 月龄犊牛分 2 次灌服，每天 1 剂，连用数天。本方主要功效清热解毒，宣肺平喘。用本方防治病牛效果好。

方二：金银花 50 克，连翘 50 克，黄芩 50 克，瓜蒌 50 克，大黄 40 克，

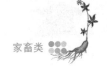

薤白 39 克，黄连 30 克，甘草 20 克。水煎，隔天 1 剂。本方主要功效清肺祛痰，理气宽胸。用本方对病牛进行治疗，咳嗽重者加射干、山豆根各 30 克；胃热重者加石膏 50～100 克；胸部触压敏感者加枳壳、当归、桑白皮、茯苓、葶苈子各 30 克，白及 50 克；痰涎多者加白芥子 30 克。

### 188. 如何用中草药防治牛破伤风？

方一：甘菊花 32 克，辣椒蒂、枸骨根、沙参各 25 克，独活 16 克，僵蚕 16 克，白芷 16 克，蔓荆子 16 克，乌梢蛇 14 克，草乌 14 克，川乌 14 克，防风 13 克，藁本 13 克，蝉蜕 10 克，钩藤 5 克。水煎汁，一次灌服，每天 1 剂，连服 3 剂。本方主要功效清热平肝，息风定惊。用本方防治病牛效果好。

方二：大蒜（独头为佳）65 克，天南星 65 克，防风 65 克，僵蚕 65 克，蝎子 65 克，枸骨根 65 克，乌梢蛇 16 克，天麻 14 克，羌活 14 克，蔓荆子 13 克，藁本 13 克，蝉蜕 10 克，蜈蚣 3 条。水煎汁，加黄酒 300 克，一次灌服，每天 1 剂，连服 2 天。本方主要功效祛风解痉。用本方防治病牛效果好。

### 189. 如何用中草药防治牛放线菌病？

石蒜 5 颗，生石灰 250 克。捣碎，加白酒 250 克制成糊状，涂于放线菌肿块处。本方主要功效清热解毒，防腐生肌。用药半小时后肿块会逐渐消除。

### 190. 如何用中草药防治牛绦虫病？

方一：鲜贯众 250 克。洗净，除去根须和叶片，加水 800 毫升，煎沸 30 分钟，去渣，分两次灌服，早晚各 1 次。本方主要功效驱虫。单用鲜贯众治疗牛犊绦虫病具有很好的驱虫效果。

方二：贯众 50 克，鹤虱 50 克，大黄 40 克，党参 40 克，白术 40 克，神曲 35 克。共为末，开水冲调，候温，分 2 次灌服；或加水 800～900 毫升煎至 400 毫升分 2 次灌服，每天 1 剂。本方主要功效驱虫健胃，理气和中。用本方疗牛犊绦虫病效果好。应用鹤虱、贯众、槟榔、雷丸等中草药进行大群驱虫时，无论单用还是配伍用，药液制备好后，都要先以少数患畜进行试验，以观察其安全性和确定适当用量，然后才能全群用药。

### 191. 如何用中草药防治牛环形泰勒焦虫病？

首乌 60 克，鸡血藤 60 克，当归 30～50 克，川芎 30 克，熟地 30 克，生地 30 克，菖蒲 30 克，青皮 25 克，陈皮 25 克，黄芩 30～50 克，大黄 50 克，枳壳 30 克，滑石 60～100 克，甘草 30 克。共研细末，开水冲调，候温灌服，隔天 1 剂，依病情服 2～5 剂。本方主要功效清热解毒，补血活血。本方对牛环形泰勒焦虫引起的贫血症状具有显著的治疗作用。在西药治疗的基础上服用此方，精神、食欲、反刍等逐渐恢复，血色素逐渐回升。体温高、粪便干者，重用生地；体温一般，重用熟地；呼吸喘促，重用黄芩，酌加黄药子、白药子；食欲差者加山药、白术、茯苓；气虚体弱者酌加黄芪。

### 192. 如何用中草药防治牛副丝虫病？

方一：菜籽油脚（菜籽油的沉淀物），60度白酒。等量混合，用棉球或毛刷蘸取混合液涂擦患部，每天1次。应用此法治疗牛副丝虫病效果很好，一般2~3次痊愈，且无副作用。

方二：郁金40~80克，甘草40~80克，寒水石50~90克，大黄70~100克，白矾40~80克，黄芩40~90克。研末，淘米水冲服。每天1剂，连用3剂。本方主要功效杀虫，止血。用本方结合静脉注射1%酒石酸锑钾和局部涂擦5%稀碘溶液，对牛副丝虫病具有较好的治疗效果。血流不止加仙鹤草40~80克、陈棕榈40~80克、侧柏叶40~80克。

### 193. 如何用中草药防治牛口炎？

方一：蜂蜜300克，冰片5克，白矾面8克，生绿豆面60克，粟米（小米）面60克，增效联磺片（磨面）4克，小苏打20克。混合调成膏剂，如果不便纱袋透过，可适量加水。装入双层纱布袋内，噙于患牛口内，饲喂和饮水时取下。本方主要功效清热解毒，收敛止痛。本方对口腔内炎症有显著疗效。

方二：黄连50克，黄芩20克，甘草20克，黄柏35克，金银花40克，淡竹叶60克，栀子45克，连翘45克，蒲公英45克，白芷30克，玄参30克，知母30克，板蓝根30克，石膏30克。共研细末，开水冲，温服。本方主要功效清热解毒，滋阴降火。用本方治疗耕牛轻者3~4剂，重者4~6剂，临症可酌情加减。

### 194. 如何用中草药防治牛舌炎？

方一：穿心莲40克，板蓝根40克，蒲公英50克，鲜芦根50克，黄芩35克，赤芍35克，夏枯草30克，元参30克，贝母30克，牛蒡子30克，马勃20克。水煎，一次灌服。本方主要功效清热解毒，凉血消肿。用本方灌服，同时用刘寄奴适量，捣烂，小麦粉适量，用醋共调于患处，日敷2次，治疗病牛效果佳。

方二：黄连35克，黄芩35克，黄柏35克，栀子35克，大黄35克，连翘35克，金银花35克，桔梗35克，玄参35克，生地35克，芒硝50克，白矾30克，甘草10克。共为研末，开水冲，候温加蜂蜜150克，鸡蛋清调服，隔天1剂，连服2~3剂。本方主要功效泻火解毒，凉血消肿。用本方防治病牛效果好。

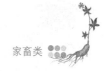

### 195. 如何用中草药防治牛腮腺炎？

方一：冰片 500 克，芒硝（精制）2500 克。混匀研末，患部剪毛，清洗干净后涂一层凡士林或鱼石脂软膏，再将药粉撒于患部，外敷纱布一层。本方主要功效清火消肿。用本方防治牛腮腺炎，取得了良好的效果。如患畜体温升高，可配合抗生素和解热药治疗。

方二：当归 60 克，川芎 30 克，红花、桃仁、银花、连翘、地丁、夏枯草各 45 克，蒲公英 30 克，枳壳、青皮、陈皮各 40 克，桔梗、半夏、甘草各 30 克。水煎，灌服，连用 3 剂。本方主要功效活血祛瘀，行气散结。用本方结合西药抗炎，治疗腮腺炎患牛效果好。

### 196. 如何用中草药防治牛咽炎？

方一：生地黄 45 克，麦冬 45 克，玄参 45 克，白芍 35 克，青果 35 克，浙贝母 30 克，牡丹皮 30 克，射干 30 克，木蝴蝶 15 克，甘草 15 克。上药研末开水冲调，候温投服，每天 1 剂，一般 2～3 剂为 1 个疗程。本方主要功效养阴清热，化痰散结。用本方治愈慢性咽炎牛疗效佳。咽部疼痛重者加金银花 45 克，山豆根 30 克；下颌淋巴结肿大者加当归、香附子各 30 克，郁金 30 克；粪便秘结者加大黄 50 克；气虚者加黄芪 45 克，党参 45 克；食少、便溏者减生地黄、麦冬用量，加山药 30 克，炒白术 30 克。本方适用于慢性咽炎，如属急性咽炎非本方所宜。

方二：蜂蜜 250 克，冰片 4 克，枯矾 10 克，小苏打 15 克，青黛 10 克。混合调成膏剂，装入纱布袋内，噙于患牛口内，饲喂、饮水时取下。本方主要功效收敛止痛，防腐生肌。用本方治疗口腔咽炎，简便易行，疗效确切。

### 197. 如何用中草药防治牛食道炎？

栀子 50 克，半夏 50 克，香附子 50 克，郁金 55 克，枳壳 55 克，青皮 50 克，黄连 50 克，柴胡 50 克，木香 40 克，龙胆草 40 克。研末或煎服，每天 1 剂。本方主要功效行气降逆，止痛散瘀。用本方防治奶牛食道炎效果好。肿胀严重、草料难进者，加乳香、没药、生地、玄参、麦冬各 40 克；热盛者，加黄芩、连翘各 45 克；慢草者，加焦三仙各 45 克。

### 198. 如何用中草药防治牛流涎（肺寒吐沫）？

制半夏 45 克，陈皮 45 克，茯苓 35 克，防风 35 克，草豆蔻 35 克，砂仁 25 克，炙甘草 25 克，乌梅 25 克。加适量水以文火煎汤，分 4 次灌服，每次 700～800 毫升，另加蜂蜜 50 克，每天 2 次，连服 2～4 剂。本方主要功效温化寒痰，调气健胃。用本方防治耕牛，效果满意，此方仅适用于牛肺寒吐沫（流白色泡沫，沫多涎少，口色如棉，脉沉细），对心热流涎、胃热吐沫、胃冷吐涎和恶癖吐水无效。

### 199. 如何用中草药防治牛胃卡他（消化不良）？

方一：大蒜（以紫皮为佳）100～200克，食盐80～150克。将大蒜捣成泥，食盐适量溶于水，混合，一次灌服。本方主要功效消食化积，行气散满。用本方防治牛慢性胃卡他（脾虚慢草）病牛效果佳。积食严重者加食醋500毫升，心脏衰弱者肌内注射安钠咖10～20毫升。

方二：红花100克。加水适量浸泡4～6小时后煎0.5小时，滤出药液，再加适量水煎0.5小时，滤出药液，将两次药液混合，用6～8层纱布过滤，以30毫升分装于洁净的100毫升输液瓶中，高压灭菌备用。每次耳根穴注射药液30毫升，每天1次，连用3天。本方主要功效活血化瘀，散郁开结。用本方治疗牛慢性胃卡他（脾虚慢草）病牛效果好。注射时边注射边退针，使大部分药液注于耳根穴深处，少部分注于皮下。

方三：糯米50克，灶心土250克，生姜250克（去皮切成米粒大小），全葱250克（寸断），石菖蒲根100克（切细），仙人掌250克（鲜品刮去皮刺，捣烂如泥），米醋500克，白酒500毫升。上药除米醋、白酒外，用水煮成饭，将米醋分2次加入煮好的药中（加醋时用慢火煮）。然后均匀摊放在40平方厘米大小的布上，加一半白酒趁热贴于患畜脐部，固定好，4天后取下，将药烘热，再加一半白酒同法贴敷。本方主要功效温中散寒，理气开胃。本方治愈胃寒型胃卡他，效果奇特，贴后次日见效，草水日增。

### 200. 如何用中草药防治牛前胃弛缓？

方一：神曲200克，食醋500毫升。先将神曲用温水冲调，再加食醋调匀，一次灌服。本方主要功效消食健胃。用本方防治病牛效果佳。

方二：韭菜2.5～3.5千克，食盐150～250克，麻籽1～1.5千克。将韭菜掺食盐搓揉成团，挤压取汁；麻籽炒黄捣烂，开水冲调后与韭菜汁混合，一次灌服，服后禁食1天，只给饮水。本方主要功效润燥滑肠，滋养润下，温脾益胃。用本方防治病牛效果好，此方对积食臌气和脾虚泻泄也有效，对健牛可增强食欲。注意韭菜要揉得彻底些，麻籽炒的火候不能过轻或过重（炒香），捣得不能太碎，应用时要尽量将韭菜团送入咽部，不让牛咀嚼效果更好。

方三：麻仁300～600克，莱菔子35～70克，炒盐35～70克。先将麻仁、莱菔子研末煎汁去渣，再加炒盐搅拌，待凉灌服，每天1次，连服2天。本方主要功效润燥滑肠，滋养润下，健胃消食。用麻仁汤治疗奶牛前胃弛缓效果好。

方四：山楂160克，萝卜籽50克，神曲100克。水煎浓汁候服，每天2

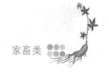

次。本方主要功效健胃消食，用于治疗牛前胃弛缓效果较好。

## 201. 如何用中草药防治牛瘤胃积食？

方一：莱菔子600克，菜油500克。调匀灌服，再灌服5千克清水。本方主要功效消食导滞。用本方防治牛瘤胃积食，取得良好的效果。

方二：石蒜70克，白酒100毫升。加温水500毫升混合，一次灌服，每天2次，2天为1疗程。本方主要功效消食导滞，开胃健脾。用本方防治患牛效果好。

方三：鲜乌臼根300克，桐籽4~6个，槟榔30克，香附30克，大黄50克，龙胆草50克，枳实60克，谷芽60克，麦芽60克，神曲60克，山楂60克，青皮25克，甘草20克，煎水去渣待温后加菜籽油250克灌服，每天1剂，每剂煎2次。本方主要功效消食理气，泻热通便。用本方治疗牛瘤胃积食，绝大多数2~3剂就能治愈。治疗期间，要加强饲养管理，喂易消化食物，并给予充足饮水。

方四：鲜魔芋800克，山苍子500克。捣烂成末，加温开水1500毫升灌服，每天1次。本方主要功效健胃消食。用本方防治牛瘤胃积食，取得了良好的治疗效果。

方五：鲜石菖蒲1000克。水煎浓汁候温一次灌服，每天1次。本方主要功效消食导滞，开胃健脾。用本方防治牛瘤胃积食疗效好。

方六：红糖1000克，陈皮300克，生姜150克。先将红糖溶解后放入锅煮沸，然后加水5千克与生姜、陈皮共煮，沸腾20分钟去渣，待温后一次灌服。本方主要功效理气逐瘀，通便消积。用此方治疗病牛疗效满意。

## 202. 如何用中草药防治牛瘤胃臌气？

方一：香烟30支，灶心土（伏龙肝）500克，松尖100克，香油500克，食用小苏打200克，大蒜150克。香烟用热水300毫升浸泡5分钟，去渣；灶心土加热水1000毫升搅拌，待澄清后去土；松尖去毛粉碎；大蒜捣烂；加香油、食用小苏打混匀，一次灌服。本方主要功效理气解毒，导滞宽肠。用本方防治牛瘤胃臌气效果好。

方二：丁香25克，广木香30克，藿香、香附各35克，小茴香45克。共为末，加植物油500毫升，开水冲调，一次灌服。本方主要功效理气散结，化湿开胃。用本方治疗牛急性瘤胃臌气，获得良好效果。该方不仅对牛急性瘤胃臌气有独特的疗效，而且对慢性和泡沫性膨胀亦有特效，一般灌服2~5剂即可痊愈。

方三：滑石粉300~800克，丁香20~30克，肉蔻或草蔻30~40克。研

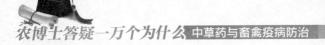

末，一次灌服。本方主要功效行气消胀，通便止痛。用本方配合插枝法治疗牛非泡沫性瘤胃臌气疗效好。

方四：嫩樟木叶250克，大蒜200克。混合捣碎，混入菜油500克，一次灌服。本方主要功效行气制酵。本方对瘤胃臌气效果较好，用药15分钟后臌气逐渐消除。

方五：①鲜蚯蚓100～150克，白糖50～100克，混合，待白糖将蚯蚓完全溶化后再加0.5千克清洁水摇匀，一次灌服，服后按摩瘤胃。②草木灰新鲜粉末10～20克，植物油50～100毫升，混合，一次灌服。③猪大肠1千克，白糖200克，蜂蜜200克，猪大肠煮熟后切碎加白糖和蜂蜜，一次内服。本方主要功效消沫，通肠。以上3方对瘤胃臌气效果较好，一般1剂即愈。

方六：①大蒜100克（捣烂），菜油500毫升，加温水灌服。②烟叶末100克（或烟膏5克），兑水1000毫升，灌服。③菜油500毫升，食醋500毫升，同调灌服。④大蒜100克（捣烂），酸汤1000毫升，同调灌服。⑤煤油60毫升，白酒200毫升，同调灌服。⑥白酒250毫升，大蒜150克（捣烂），加温水灌服。⑦莱菔子100克，芒硝200克，菜油200毫升，食醋200毫升，同调灌服。本方主要功效行气消胀。大蒜、菜油、烟叶水、酸汤等，都具有破气止酵之功，单用或合用都能起到止酵消胀、理气导滞的目的，每次选用其中一个即可。对急性瘤胃臌气效果较好，对慢性的也有一定的疗效。治疗耕牛泡沫性瘤胃臌气，收到较好的效果。

## 203. 如何用中草药防治牛瘤胃酸中毒？

苍术80克，白术50克，陈皮60克，厚朴40克，焦山楂50克，炒神曲60克，炒麦芽40克，炮干姜30克，薏苡仁40克，甘草30克，大黄苏打片200片（0.5克/片）。将上药共研细末，按0.5克/千克体重，用温水调成稀粥状灌服，每天1次，连用2～3天。本方主要功效温中化湿，消积散满。用本方防治病牛效果好。轻者单用本方即可，重者配合抗酸药治疗。

## 204. 如何用中草药防治牛瓣胃阻塞？

方一：大戟40克，甘遂30克，二丑40克，滑石60克，大黄80克，续随子40克，肉桂30克，槟榔40克，三棱30克，青皮30克，当归30克，甘草20克。水煎（大黄后放），调和猪脂500克、蜂蜜100克、芒硝300克，候温灌服。每天1剂，连服2剂。本方主要功效峻下逐水。用本方治疗耕牛瓣胃阻塞疗效好。本方以峻下逐水见长，对胃肠刺激强烈，促进胃肠蠕动和分泌，兴奋前胃机能，对耕牛瘤胃积食、瓣胃阻塞、前胃弛缓等前胃疾病，只要辨证无误，用之恰当往往见效迅速。对体质虚弱、正气已衰、严重心脏病、溃疡或

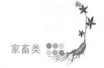

有出血者以及孕畜忌用此方。

方二：生地 100 克，麦冬 60 克，元参 60 克，大黄 100 克，芒硝 400 克，川朴 60 克，枳壳 60 克，瓜蒌 60 克。上药早晚两煎，取汁候温，加菜油 500 毫升灌服。每天 1 剂，连用 2 剂。本方主要功效增液软坚，润肠通便。用本方防治病牛效果好。食欲不振加麦芽 100 克、山楂 50 克、神曲 50 克；肚胀加莱菔子 60 克、木香 60 克；高热不退加黄连 30 克、连翘 30 克。严重患畜结合输液疗效更佳。

方三：玉米面 1000 克，陈曲 250 克，食盐 250 克。用 3000~4000 毫升水浸泡至起泡，取澄清液 1000~2000 毫升一次瓣胃注射。本方主要功效峻下通便，宽中破积。用本方瓣胃注射，取得较好效果，一般 1 次即可治愈。顽固者 2 次即愈。

## 205. 如何用中草药防治牛真胃阻塞？

方一：油炒当归 120 克，赤芍 90 克，炒白术 45 克，茯苓 30 克，三仙各 30 克，厚朴 30 克，枳实 30 克，木香 30 克，二丑 30 克，大黄 30 克，千金子 30 克，番泻叶 30 克，郁李仁 45 克，杏仁 30 克，桔梗 30 克，清油 250~500 克（炒当归用）。上药水煎取汁，灌服。每天 1 剂，连用 3 剂。本方主要功效理气活血，消积导滞。用此方治疗牛真胃阻塞，取得了较好的效果。

方二：榆白皮 150 克，大黄 120 克，枳实 60 克，油当归 100 克，桃仁 30 克，三棱 40 克，莪术 40 克，神曲 150 克，莱菔子 150 克，元参 30 克，麦冬 40 克，火麻仁 50 克。水煎服，每天 1 剂。本方主要功效消积导滞，通便散结。用本方辅以口服补液盐治疗牛真胃阻塞，疗效满意。

方三：当归 400~500 克，食油 1000 毫升。当归研末，油煎开，离火后将当归末倒入油中，边倒边搅拌，以当归末变黄褐色为度，候温灌服。本方主要功效理气活血，消积导滞。用本方防治牛真胃阻塞效果好。

## 206. 如何用中草药防治牛真胃炎？

方一：法半夏 20 克，黄连 40 克，黄芩 50 克，干姜 30 克，炙甘草 30 克，木香 30 克，川厚朴 50 克，砂仁 20 克，党参 60 克，枳壳 40 克，大枣 40 克。水煎取汁，分 2 次灌服。本方主要功效和胃降逆，散结消痞。用本方治疗牛真胃炎疗效好。肝气郁结者，加柴胡、白芍；痰郁气结加佛手、郁金；便溏去枳壳，加苍术、陈皮；便秘加大黄。

方二：苍术 20 克，甘草 15 克，陈皮 30 克，厚朴 20 克，蒲公英 50 克，地丁 50 克，双花 40 克，连翘 40 克，郁金 20 克，香附 10 克，枳壳 25 克，胡盐 50 克。研末，一次灌服，每天 1 剂。本方主要功效理气健脾，清热解毒。

用本方防治奶牛真胃炎取得了良好的效果。

方三：焦三仙各 200 克，大黄 50 克，金铃子 50 克，元胡 40 克，陈皮 60 克，厚朴 40 克，玉片 20 克，莱菔子 50 克。水煎灌服。本方主要功效消积导滞，理气止痛。用本方防治真胃炎效果好。

## 207. 如何用中草药防治牛真胃溃疡？

方一：白及 200 克，乌贼骨 150 克，浙贝母 100 克。研细末，开水冲，候温灌服，每天 1 剂，7 天为 1 疗程。视病情用药 2～4 个疗程。本方主要功效收敛止血，消肿生肌。本方为用民间流传的治疗人胃溃疡病方剂，用其试治奶牛真胃溃疡效果满意。实热重者加黄连、吴茱萸；虚寒重者加白术、干姜；痰湿重者加苍术、厚朴；气虚者加党参、黄芪；血虚者加当归、白芍；积滞者加三仙、莱菔子。

方二：炒蒲黄 60 克，五灵脂 60 克，白及 60 克，元胡 60 克，地榆炭 60 克，白芍 60 克，大黄 60 克，栀子 50 克，木香 45 克，槐米 60 克，甘草 20 克。研末水煎，候温灌服，每天 1 剂，连用 2～3 剂。本方主要功效化瘀理气，和胃止痛。用本方治疗牛真胃炎，疗效颇佳。食欲不振者，加炒鸡内金 45 克、炒麦芽 60 克、神曲 60 克；胃胀满者，加砂仁 45 克、青皮 50 克、莱菔子 60 克；热盛者，加黄芩 40 克、金银花 50 克；眼球下陷者，加天花粉 40 克、生地 45 克、麦冬 45 克。

方三：太子参 40 克，黄芪 40 克，白花蛇舌草 30 克，白及 30 克，乌贼骨 80 克，木香 30 克，元胡 40 克，茜草 40 克，地榆 40 克，甘草 12 克。研末，开水冲后温灌服。本方主要功效理气止痛，活血化瘀。用本方防治牛真胃溃疡，收效较好。

## 208. 如何用中草药防治牛急性肠卡他（冷肠泄泻）？

方一：炒白术 50 克，白芍 25 克，白茯苓 25 克，厚朴 25 克，姜黄连 20 克，木香 18 克，木通 18 克，干姜 20 克，乌梅 50 克，苍术 20 克，生姜 50 克，大枣肉 120 克为引。共为细末，开水冲调，候温灌服，每天 1 剂。本方主要功效温中散寒，止泻分清。用本方防治牛冷肠泄泻症效果好。

方二：粳米（炒黄）3 份，伏龙肝 1 份。混合制成细末，装瓶备用，用量酌情，每天 2 次。本方主要功效健脾和胃，燥湿止泻。用本方治疗牛急性肠卡他效果好。

## 209. 如何用中草药防治牛慢性肠卡他（肾虚泄泻）？

四神丸加减：补骨脂 50 克，党参 50 克，白术 50 克，煨豆蔻 40 克，吴茱萸 40 克，炙五味子 40 克，炒山药 30 克，制茴香 30 克，茯苓 30 克，泽泻 30

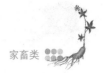

克，大枣 25 克、炙甘草 25 克。水煎取汁，候温灌服。本方主要功效温肾补脾，涩肠止泻。本方以四神丸为主，随症加减，改丸剂为汤剂，治疗病牛，效果理想。

### 210. 如何用中草药防治牛暑热泄泻？

鲜黑蒿 500 克，苦参 50 克，地榆 100 克，糊米 500 克（大米炒至黑黄色），茶叶 150 克。鲜黑蒿加水 1500~2000 毫升微煎去渣，苦参、地榆、糊米、茶叶共碾细末，混入煎液中，候温灌服。本方主要功效祛暑清热，解毒止泻。用本方治疗耕牛暑热泄泻，效果显著。腹痛者加木香 30 克。

### 211. 如何用中草药防治牛胃肠炎（肠黄）？

方一：大黄 50 克，黄连 50 克，升麻 40 克，葛根 40 克，柴胡 30 克，槟榔 40 克，木香 30 克，枳壳 30 克，厚朴 30 克，砂仁 30 克，黄芪 40 克，元胡 30 克，槐角 30 克，地榆炭 30 克，鲜马齿苋 2.5 千克（捣汁），木通 30 克，车前子 30 克。加水共煎，凉后加鲜马齿苋汁，分早晚 2 次灌服。本方主要功效清热解毒，调血行气。本方适用于牛湿热痢疾，疗效较好。

方二：苦参根 300 克，仙鹤草 200 克，刺梨根 200 克，车前草 200 克。水煎灌服，每天 1 剂，分早、晚 2 次灌服。本方主要功效渗湿利水，凉血止痢，调理脾胃。用本方治疗久治不愈的顽固性出血性胃肠炎，收到了较好的效果。

方三：椿根皮 150 克，木香 40 克，苦参 50 克，黄连 50 克，白头翁 60 克，石榴皮 80 克，白芍 60 克。水煎取汁，加入明矾 5 克，待凉一次灌服。每天 1 剂，连服 1~3 剂。本方主要功效清热燥湿，凉血止痢，行气止痛。用本方治疗牛肠黄疗效均佳。体温升高者，加连翘、金银花；腹痛重者，加元胡、砂仁；便血多而严重者，加地榆、槐花；体质虚弱者，加党参、黄芪、山药；食积不化者，加莱菔子、三仙、三棱、莪术。

方四：炒大黄 100~150 克。研末，开水冲调，候温灌服，每天 1 剂，连用 3~4 天。本方主要功效消黄止泻。用本方共治疗牛肠黄疗效佳。

方五：金银花 150 克，白头翁 100 克，黄连 50 克，黄芩 60 克，陈皮 60 克，木香 40 克，枳壳 40 克，甘草 30 克，黄柏 30 克，郁金 30 克。煎汁，一次灌服，每天 1 剂。本方主要功效清热解毒，凉血止痢。用本方防治牛消化系统疾病，效果很好。消瘦重者加黄芪；粪稀水样无潜血者加五倍子 100 克；粪中有潜血者加五灵脂（炒）、重用金银花。

方六：当归 60 克，白芍 60 克，黄连 30 克，木香 30 克，枳壳 60 克，陈皮 30 克，槟榔 21 克，黄芩 60 克，大黄 30 克，白头翁 60 克，甘草 21 克。上药共为末，开水冲调，候温灌服。本方主要功效清热解毒，行血调气。用本方治疗牛湿热下痢，疗效满意。病后期可去大黄，加煨诃子 30 克、焦山楂 60 克；赤痢者，重用黄芩、白头翁，加焦地榆 30 克；白痢者，去黄芩、大黄，加肉桂 15 克、干姜 15 克；发热者，加葛根 45 克。

方七：大黄 50 克，茵陈 50 克，乌梅 30 克，赤石脂 25 克，胡黄连 15 克，地榆 20 克，焦山楂 30 克，甘草 20 克，大枣 20 克。共为末，开水冲调，候温灌服。本方主要功效清热除湿，固涩止泻。用本方防治耕牛湿热泄泻效果好。

## 212. 如何用中草药防治牛便血？

方一：①黑栀子 60 克，淡竹 60 克，黄连 25 克，地榆 30 克，槐花 30 克，白芍 30 克，黑蒲黄 45 克，木香 15 克，砂仁 15 克，甘草 15 克。水煎，候温一次灌服，每天 1 剂，连服 3 剂。②仙鹤草 500 克，海金沙 500 克，鱼腥草 500 克，三叶鬼针草 250 克。水煎，候温冲蜂蜜 150 克混合，一次灌服，每天 1 剂，连服 3 剂。③马齿苋 500 克，凤尾草 250 克，铁苋菜 250 克，马鞭草 250 克，爵床草 180 克，金疮小草 120 克，车前草 120 克。混合捣烂绞汁，混入第 2 次洗米水 2 碗、蜂蜜 120 克搅匀，一次灌服，每天 1 剂，连服 3 剂。本方主要功效渗湿利水，止血止痢。适用于实热型便血。

方二：鲜鱼腥草 500 克，鲜车前草 500 克，鲜侧柏叶 400 克，鲜仙鹤草 400 克，鲜辣蓼草 400 克，鲜马齿苋 500 克，鲜凤尾草 500 克。洗净切碎，置石臼中加入食盐 25 克捣烂，兑清水 5000 毫升，自饮或一次性灌服。本方主要功效清热解毒，利尿止血。用本方防治牛便血症效果较好。

方三：①初期：椿白皮 60~80 克，秦艽 40 克，秦皮 40 克，木通 40 克，炒白芍 30 克，连翘 30 克，泽泻 30 克，甘草 20 克。共为末，候温加蜂蜜 120 克灌服。每天 1 剂，连用 2~3 剂。②中期：椿白皮 150~300 克，槟榔 15 克，木香 15 克。共为末，开水冲调，候温灌服，每天 1 剂，连用 2~3 剂。③末期：椿白皮 80~100 克，地榆炭 40 克，伏龙肝 60 克，炒槐花 40 克，木香 15 克。共为末，开水冲调，候温灌服，每天 1 剂，连用 2~3 剂。本方主要功效凉血止血，清热解毒。本方以椿白皮为主，随症加减治疗牛便血症，效果满意。老龄体弱、久病虚弱者，加党参、当归、熟地、炒白术、茯苓；心血虚者，加远志、柏子仁、枣仁；脱水严重者，灌服口服补液盐效果更佳。椿白皮须用干品。

方四：大黄 25 克，黄连 30 克，黄柏 30 克，黄芩 30 克，栀子 30 克，槐花 35 克，炒蒲黄 35 克，侧柏叶 40 克，仙鹤草 40 克，焦荆芥穗 40 克，炒地榆 60 克，乌贼骨 60 克，甘草 15 克。以上药加水 1500 毫升，煎取药汁 1000 毫升，共煎 2 次，每次加三七粉 20 克、白及粉 25 克，共得药汁 2000 毫升，分早晚 2 次灌服。本方主要功效清热凉血，泻腑祛瘀，收敛止血。用本方结合

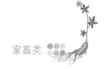

西药（输液、补充电解质、抗菌消炎等）治疗牛便血，疗效满意。

方五：槐花、侧柏叶（炒）各60克，荆介、枳壳、熟地、青皮各50克，当归、升麻、桔梗各30克。煎汤，候温一次灌服。本方主要功效止血止泻，补脾健胃。适用于脾虚型便血。虚寒者加白酒60毫升、红糖60克。

方六：荆芥炭30克，枳实（炒黑）45克，侧柏叶（炒黑）60克，地榆炭30克，槐米（炒黄）30克，白矾（细末）75~125克，猪苦胆2~3个。前5味药混合研成粉末，用开水冲泡后加入白矾和猪胆汁搅匀，候温灌服。本方主要功效凉血止血，清热解毒。用该方治疗牛便血，疗效佳。

方七：苦参300克。煎取药汁1500毫升，每天分2次灌服，连用2~3天。本方主要功效清热燥湿。用本方结合西药治疗牛便血疗效佳，无论实热便血、脾虚便血，均可用加减使用。

方八：黑栀子60克，黑地榆60克，黑山楂100克，黑干姜60克。水煎服，用量视牛体大小酌情加减。本方主要功效清热泻火，凉血止血。用本方治疗牛便血效果好。脾虚者，加土白术60克。

## 213. 如何用中草药防治牛结症？

方一：蜣螂7个，蝼蛄7个，槟榔100克，细辛15克，五灵脂30克。蜣螂、蝼蛄烘焦，与槟榔、细辛、五灵脂碾成粉末，另取鲜榆白皮500~700克，捣烂如泥，加温水8000毫升，搅拌均匀灌服。本方主要功效攻坚行气，化积利便。用该方治疗牛结症均获良效。

方二：炙千金子20~50克，蜣螂、蝼蛄各10~40克（以个大为佳），香油150~400毫升。千金子炒至爆响，蜣螂、蝼蛄焙干，3药混合共为细末，入香油调匀灌服，用量以大家畜大小和便秘程度酌情加减。本方主要功效攻坚逐粪，化积利便。用本方防治牛结症效果满意，本方对牛的瓣胃阻塞也有较好的疗效。

## 214. 如何用中草药防治牛肠痉挛（冷痛）？

方一：厚朴40克，陈皮25克，苍术30克，茱萸20克，小茴香30克，益智仁30克，当归30克，细辛10克，二丑25克。研末，开水冲调，候温加醋250毫升灌服。本方主要功效行气止痛，温中祛寒。用本方防治肠痉挛病牛效果好。

方二：青皮30克，陈皮30克，当归30克，官桂25克，茴香25克，厚朴25克，白芷20克，槟榔15克，细辛6克。共为细末，开水冲调，候温加姜酊150毫升内服。本方主要功效理气活血，散寒止痛。用本方防治病牛疗效佳。腹痛剧烈者，加木香、元胡、枳壳各25克（配合5%酒精水合氯醛溶液

100毫升内服效果更佳）；阴盛寒重者，加附子、干姜各20克；尿不利者，加滑石、乌药、木通各25克；患畜体瘦毛焦、舌淡涎多者，加白术、砂仁、益智仁各30克。

方三：核桃仁40克，大枣25克，陈皮15克，麦麸皮1000克。共研细末加白酒60毫升灌服。本方主要功效理气活血，温中健脾。应用本方防治牛肠痉挛疗效好。核桃仁必须带壳在火中烧一下，壳焦仁不焦；麦麸皮和大枣炒至发黄。为了加强止痛可针刺耳尖穴。

### 215. 如何用中草药防治牛肠臌气？

①10%新鲜石灰乳250克，加入等量煎沸的植物油搅匀，凉后一次灌服。②生石灰200～400克，加水2500～3000毫升，溶化后取上清液灌服。③熟石灰120克，植物油300毫升。油烧开后，加入石灰搅拌，一次灌服。本方主要功效行气消胀。用各方治疗牛肠臌气，效果均良好。

### 216. 如何用中草药防治牛脱肛？

方一：枳壳（或枳实）200克，鲜鸡屎藤200克，鲜羊耳草200克，鲜紫珠叶200克。共切碎，加水2000毫升，煮取1500毫升，一次灌服，每天1剂。本方主要功效理气止痛，健脾祛湿。用该方治疗牛直肠脱，2天后直肠脱出部分可自行回缩。脱出部分用0.1%高锰酸钾冲洗；同时注射氨基比林10毫升、青霉素640万单位、链霉素200万单位镇痛消炎。

方二：麻仁60克，黄芪60克，陈皮50克，干姜40克，牡蛎70克，白术60克，槐花60克，附子60克，甘草40克，当归70克，诃子肉70克，五倍子40克，茴香60克，升麻70克，肉豆蔻60克，赤石脂50克，石榴皮60克，枯矾50克。以上诸药共研末，温水调服，每天1剂，连服5剂。本方主要功效补气提升，涩肠固脱。在手术整复的基础上，灌服此方具有较好的治疗效果。

### 217. 如何用中草药防治牛翻胃吐草？

鲜佩兰500克（干品250克），红糖200～250克，食醋150～250毫升。佩兰加水3000毫升，煎20～25分钟，取滤液1500毫升加入红糖，一次饮服或灌服。每剂可煎2～3次，每天上下午各服1次。服药4小时后再灌食醋，每天1次。本方主要功效健脾消食，行气化湿。用本方治疗奶牛翻胃吐草疗效好，此方对奶牛产后不食也有良效。

### 218. 如何用中草药防治牛呕吐涎沫？

半夏60克，陈皮90克，茯苓60克，乌梅30克，炙甘草30克，竹茹90克，枳实60克，生姜60克，大枣30克。水煎，候温，分数次缓慢灌服。本方主要功效燥湿化痰，和胃止呕。用本方治疗曾用消炎、止呕、止痛等对症治

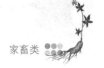

疗3天无效的病例，用药1剂见效，2剂痊愈。

### 219. 如何用中草药防治牛感冒？

方一：①鲜毛大丁草250克。加水2500毫升煎沸20分钟，黄酒250毫升为引，候温一次灌服，每天2次。②鲜紫苏60克，薄荷60克，桑叶60克，茶叶60克，生葱60克，淡竹叶60克。水煎浓汁，候温一次灌服，每天2次。③鲜土荆芥70克，山紫苏200克，橘皮70克，生姜70克。水煎浓汁，一次灌服，每天2次。咳嗽，加枇杷叶200克；腹胀加薄荷鲜全草60克、韭菜250克。本方主要功效宣肺止咳，发汗利水。用以上各方治疗牛感冒疗效均佳。毛大丁草为菊科植物毛大丁草的全草，生于向阳地、山坡、路边、田边，分布江苏、浙江、四川、广西、广东、云南等地，具有宣肺、止咳、发汗、利水、行气、活血的功效，主治伤风咳嗽，水肿，胀满，小便不通，经闭，跌打损伤，痈疽，疔疮，流注。

方二：①苦爹菜（鹅脚板）200克，阔叶十大功劳50克，车前草50克，苦木50克。煎水去渣灌服，每天1剂，连用2剂。②山豆根150克，两面针150克，梧桐皮150克，磨盘根150克，木瓜叶150克，元参60克，姜黄60克，橘皮100克。加水3.5千克，煮至2.5千克，取液内服。③生黄荆叶2000克，干柴胡500克，紫苏500克，一枝黄花500克，千里光500克，佩兰1000克，鹅不食草1000克，野菊花200克。蒸馏至5000毫升，过滤消毒，肌内注射，大牛每次20毫升，中牛10毫升，小牛5毫升。④苦木250克，阔叶十大功劳500克，鹅脚板500克，车前子仁200克。前三味药煮沸30分钟后，再加入鹅脚板稍煮，过滤，候温后灌服，每天1剂，连用1～3天。本方主要功效解表祛风，利咽止咳。以上各方对牛流行性感冒效果较好。苦爹菜为伞形科西芹属植物异叶茴芹，以全草及根入药，秋季采挖全草晒干或砍下根部晒干，具有祛风活血、解毒消肿的功效，主治感冒、咽喉肿痛、痢疾。

方三：八爪筋、三百吊、水菖蒲、大蒜杆、绿葱、土知母、樟树籽、花椒各等份，扬尘（农村灶或火炕陈积的黑色物质）、食盐各等份，皂角适量。前8味混合焙干粉碎成细末，扬尘、食盐等份混合，皂角焙干研细。取前8味药粉和扬尘、食盐混合物各50克混合，装入小竹筒或纸筒内，3/4吹进牛喉部，1/4与少许皂角粉吹入鼻腔内。本方主要功效祛风散寒，清热解毒。本方主要适用于外感风寒引起的感冒，治疗牛感冒效果好。

方四：①紫苏叶100克，陈皮100克，葱头80克。水煎灌服，每天2次，连用3天。②一枝黄花100克，紫花地丁200克，金银花300克，青蒿400克。煎水灌服，每天1次，连用2～3天。本方主要功效发汗解表，燥湿化痰。本方防治牛感冒效果不错。

### 220. 如何用中草药防治牛鼻出血？

方一：生地黄30克，地榆炭60克，藕节炭40克，白芍25克，黄芩30克，栀子25克，当归20克，云苓30克，党参30克，龟甲30克，麦冬25克。煎汤去渣，待凉后一次灌服。本方主要功效清热降火，凉血止血。用该方治疗耕牛鼻出血，效果理想。

方二：杜仲炭10克，冰片6克，血余炭10克。共研细末，装入细管吹入鼻腔深部。本方主要功效消肿止痛，收敛止血。用本方治疗家畜顽固性鼻衄疗效好。

方三：仙鹤草500克，焦栀子50克，辛夷50克。碾细后开水浸泡，候温一次灌服，每天1剂。本方主要功效凉血止血，宣通鼻窍。用本方治疗牛鼻出血，疗效甚好。

方四：赭石50克，山药50克，生龙骨50克，牛膝190克，生地50克，茅根70克，生牡蛎50克，白芍50克，枸杞30克，菊花20克。煎汤灌服，每天1剂。本方主要功效镇肝潜阳，滋阴凉血。

方五：焦大黄60克。加水灌服。本方主要功效泻火解毒，凉血止血。用本方治疗奶牛鼻衄，收到良好效果。

### 221. 如何用中草药防治牛喉炎？

方一：①黄柏45克（研末），绿豆粉70克，蛋清5个。共调匀，涂于患牛喉部。②板蓝根90克，雄黄8克，冰片1克。共研细末，醋调涂咽喉部。③蒲公英250克，杏仁49个，明矾30克。水煎灌服。本方主要功效清热解毒，利咽消肿。本方防治牛喉炎效果不错。

方二：狗脊蕨100~200克。开水冲调，候温灌服，或拌入饲料中自由采食，每天1剂，连服3天。本方主要功效清热解毒。狗脊蕨，又名大叶贯众，取其根茎晒干为末备用，是民间用于治疗人喉炎的单方，用其治疗黄牛喉炎，配合抗生素治疗效果更加明显。

### 222. 如何用中草药防治牛支气管炎？

方一：杏仁50克（研末），浆水500~1500毫升，胡麻油100~200毫升，蜂蜜100~150克，鸡蛋清2枚，童便50~100毫升。混合，一次灌服。本方主要功效止咳平喘。应用本方防治不同证型的咳喘患畜，效果明显，对反刍畜效果更好。肺寒咳喘，用杏仁50克，炮浆水500毫升，熟蜂蜜100克；肺热咳喘，用杏仁50克，浆水1500毫升，生蜂蜜100克，鸡蛋清3枚，胡麻油200毫升；虚证咳喘，用杏仁50克，熟蜂蜜150克，童便50毫升；劳伤咳喘，用杏仁50克，熟蜂蜜150克，童便100毫升，熟胡麻油100毫升。

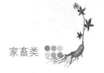

方二：鲜橘叶。用现采的鲜橘叶供病牛空腹采食，食之六七成饱停止，每天1次。本方主要功效祛痰驱寒，顺气止痛。

方三：沙参10克，甘草10克，紫草茸10克，草河车10克，诃子67克，川楝子6克，栀子6克。粉碎，混匀，分装备用。每次取150~250克，开水冲调，候温灌服。本方主要功效清肺止咳，化痰平喘。用该方治疗家畜肺热证疗效好。

方四：麻油300毫升，茅草花30克，蜂蜜60克，人发10克，鸡蛋清5个。麻油烧开，放入茅草花炸黄后加蜂蜜、人发，即盛起，候冷加鸡蛋清5个，温水适量调服。每天1次，连用1~3天。本方主要功效清肺化痰，止咳平喘。用于肺热咳嗽。

方五：黄葱30克，鲜姜30克，寻骨风30克，食盐30克（火煨），童便350~400毫升，水竹子1根（烤出油）。葱、姜、寻骨风煎水，放入煨盐、童便、水竹子油，调匀灌服，每天1次，连用2~3天。本方主要功效发散风寒，滋阴降火，凉血散瘀。用于风寒咳嗽。

方六：鲜鱼腥草250~500克，鲜枇杷花150~200克，鲜万年青根茎25~50克。切细捣烂，米泔水1000毫升冲调，一次灌服，每天1次。本方主要功效清热解毒，宣肺平喘，止咳化痰。用本方防治肺热咳嗽疗效好。

方七：①麻黄30克，血余炭25克，白矾40克，胆制生军（牛胆内装满生军末，阴干研末）15克。水煎，一次灌服。②瓜蒌3~5个，川贝30~40克，蜂蜜200~250克，干姜40~50克，红糖100~120克。瓜蒌剖开去籽，放入川贝末，外用泥包好，放炭火上烤烧，泥土裂后除去泥，熬开蜂蜜后放入白矾末搅拌，红糖与干姜粉共炒焦，共为细末，每次20~30克，水冲灌服。③白葡萄干290克，生石膏180克，香附180克，石榴皮180克，红花90克，肉桂90克，甘草50克。共为细末，每服150~200克，开水冲药，一次灌服。本方主要功效清热化痰，宣肺平喘。本方治疗以咳嗽、肺部听诊为啰音、流鼻涕为特征的牛支气管炎效果不错。

## 223. 如何用中草药防治牛大叶性肺炎？

苇茎45克，生薏苡仁45克，冬瓜仁30克，桃仁25克，桔梗25克，黄芩25克，甘草20克。研末，开水冲泡，胃管投服，一般3~5剂。本方主要功效清热解毒，肃肺化痰，祛瘀止血，利湿散结。用本方治疗病牛，疗效满意。热毒甚者加金银花、鱼腥草各45克；血瘀多者加白茅根30克，白及、茜草、侧柏叶各45克；湿咳者加百部、前胡、浙贝母各30克；粪便干结者加大黄（后下）100克。

## 224. 如何用中草药防治牛化脓性肺炎？

生白及50克，炒白果50克，银花50克，连翘50克，白矾50克，白芷

50 克，甘草 30 克，黄芩 40 克，栀子 40 克，贝母 40 克，沙参 40 克，百合 40 克，紫菀 40 克。水煎服，每天 1 剂。本方主要功效清热解毒，宣肺排脓。用本方治疗耕牛肺痈，均获好疗效。

### 225. 如何用中草药防治牛异物性肺炎？

方一：百合 250 克，蜂蜜 500 克。将百合研成细末，或煎汤加入蜂蜜，一次胃管投服。本方主要功效清肺泻热，润肺止咳。用本方防治牛异物性肺炎效果好。

方二：金银花 50 克，连翘 30 克，桔梗 40 克，牛蒡子 30 克，薄荷 40 克，花粉 40 克，板蓝根 40 克，山栀子 30 克，桑白皮 30 克，马兜铃 30 克，葶苈子 50 克，芦根 30 克，贝母 30 克，杏仁 30 克，黄芩 30 克。研末，开水冲调，蜂蜜 100 克为引，灌服，每天 1 剂。本方主要功效宣肺平喘，清热解毒。用本方配合青霉素、链霉素注射治疗牛异物呛肺可获得较好效果。

方三：井花水 120 毫升，鸡蛋清 4 个，菜油 120 克。混合搅匀，胃管投服，每天 1 次，连用 10 天。该方治疗牛异物性肺炎具有较高的治愈率，还可治疗慢性肺气肿。井花水为早上起来从井里边打上来的第一桶水，味甘性凉，具有清热、泻火、养阴的作用。

### 226. 如何用中草药防治牛肺气肿？

方一：蕺菜 80 克，鱼腥草 60 克，苏子 60 克，蓖麻根 30 克，虎杖 30 克，厚朴 30 克，莱菔子 30 克，桔梗 20 克，大枣 20 枚。每天 1 剂，连服 3 剂。本方主要功效定喘祛痰，利湿解毒。在用本方治疗肺气肿病牛时肌注氨茶碱效果更好。蕺菜为十字花科植物藤菜及印度蕺菜的全草，性微寒，味苦、辛，归肺、肝经，具有定喘祛痰，利湿解毒的本方主要功效。《本草纲目》记载："利胸膈，豁冷痰。"据现代资料表明：蕺菜主要成分含蕺菜素、蕺菜酰胺，此外尚含有黄酮类化合物，微量生物碱、有机酸及中性物质等，其毒副作用小，江西有人用其籽当草劳子使用。

方二：鲜薤白 500 克，白酒 250 毫升。鲜薤白捣浆，加白酒搅匀，一次灌服。本方主要功效理气宽胸，通阳散结。用本方治疗由变态反应引起的牛间质性肺气肿效果好。

### 227. 如何用中草药防治牛心力衰竭？

附子 40 克（先煎 40 分钟），葶苈子 35 克（布包煎），太子参 40 克，丹参 40 克，茯苓 50 克，麦冬 40 克，川芎 20 克，炙甘草 30 克。水煎灌服，每天 1 剂，每剂 2 煎，分早晚服。本方主要功效助阳化气，活血化瘀。用本方治疗患畜，均获满意疗效。治疗时需配合静脉注射 5% 糖盐水 1000 毫升、10% 葡萄糖 1000 毫升、复方氯化钠溶液 500 毫升、10% 维生素 C 80 毫升、地塞米松 60 毫

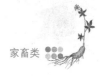

升、洋地黄 5 毫克。每天 1 次。

### 228. 如何用中草药防治牛肾盂肾炎？

蒲公英 150 克，金银花 100 克，滑石 80 克，甘草梢 40 克，丹参 40 克，香附 30 克。水煎汤，每天早晚灌服。以上约为体重 150 千克患畜用量。本方主要功效清热利湿，解毒通淋。用本方防治牛肾盂肾炎，效果颇佳。伴有寒热、体温升高者，加柴胡 80 克、黄芩 100 克；尿红赤者，加小蓟 80 克、白茅根 60 克；粪便秘结者，加大黄 70 克。

### 229. 如何用中草药防治牛膀胱炎？

方一：黄柏 50 克，知母 50 克，茯苓 45 克，猪苓 45 克，泽泻 45 克，白术 35 克，滑石 40 克（用药汁冲服），茵陈 30 克，木通 15 克，官桂 15 克，甘草 15 克。加水 1500 毫升，煎取药汁 1000 毫升，煎取 2 次，共得药汁 2000 毫升，分早、晚 2 次灌服，每天 1 剂。本方主要功效清热燥湿，利尿通淋。用本方治疗牛出血性膀胱炎效果好。

方二：车前草 500 克，海金沙 500 克，黄柏 100 克，黄参 100 克，牛膝 50 克，甘草 10 克。上加水适量，每天 1 剂。本方主要功效泻热利水。用本方配合西药（冲洗膀胱，抗菌消炎）治疗牛膀胱炎，取得了理想的治疗效果。车前草和海金沙用新鲜全草比用干草治疗效果好。尿道堵塞要及时排除，治疗要早，特别是公牛，如果时间拖延失治，会引起尿道堵塞，继发尿道大面积坏死，导致尿潴留、尿毒症。

### 230. 如何用中草药防治牛尿道炎？

萆薢 40 克，苦参 35 克，黄柏 35 克，土茯苓 35 克，白癣皮 30 克，萹蓄 30 克，薏苡仁 30 克，车前子（包煎）30 克，通草 25 克，瞿麦 25 克，滑石（后下）25 克，丹皮 25 克，蒲公英 40 克，紫花地丁 40 克，金银花 40 克，金钱草 40 克。每天 1 剂，水煎，候温灌服。本方主要功效清热解毒，除湿化浊，散结消肿。用本方结合西药（40% 乌洛托品 4 毫升、10% 水杨酸钠 150 毫升、10% 安钠咖 10 毫升、10% 葡萄糖 500 毫升混合静脉注射，氧氟沙星 0.4 克静脉滴注；青霉素钠 600 万单位、5% 葡萄糖 500 毫升，静脉滴注）治疗牛尿道炎效果更佳。

### 231. 如何用中草药防治牛血尿？

方一：茜草 40 克，炙香附 40 克，川牛膝 40 克，盐杜仲 50 克，补骨脂 18 克，续断 60 克，全当归 60 克，木通 30 克，川芎 40 克，车前子 50 克，赤茯苓 30 克，地龙 30 克。共为末，开水冲，候温灌服，每天 1 剂，连用 3 天。本方主要功效凉血止血，补肾助阳，利尿通淋。用本方治愈牛肾性血尿，取得了较好的疗效，治疗过程中，同时结合西药消炎、利尿、解热等对症疗法效果会更好。

方二：鲜龙葵 1000 克。一次喂食，每天 2 次。本方主要功效清热解毒，活血消肿。用本方治疗病牛，均获满意效果。

方三：鲜地肤草 500 克，鲜车前草 500 克，鲜萹蓄 25 克（干草减半）。水煎，一次灌服。本方主要功效清热凉血。用本方治疗牛血尿病例，均痊愈。

方四：骨碎补 50 克，茜草根 50 克，白茅根 100 克（鲜品加倍）。加水煎煮，取汤灌服，每天 2 剂，连服 1~3 天。本方主要功效补肾凉血，止血。用本方治疗病牛，均获满意疗效。一般尿血症，尤以劳伤尿血，单用清热凉血法治疗易复发。本方以骨碎补补肾壮阳，茜草根通经活络，退热凉血，去癣补中；白茅根凉血清热而利尿。全方标本兼治，起到理想的治疗效果。

方五：荷叶 100~150 克。加水适量煎煮 20 分钟，滤取药液，药渣再加水熬 2 次，合并药汁，一次灌服。本方主要功效清热解暑，止血升清。用本方防治家畜尿血效果好。

方六：金钱草 250 克，海金沙藤 250 克，车前草 150 克，凤尾草 200 克，灯芯草 150 克，杠板归 150 克，白茅根 150 克（以上均为鲜药），瞿麦 80 克，萹蓄 60 克，琥珀 25 克，地榆炭 45 克，木通 30 克，滑石粉 40 克（另包），甘草 15 克。水煎灌服，每天 1 剂。本方主要功效清热止血，利尿通淋。用该方治疗牛尿血，效果颇为满意。若粪便秘结，减金钱草和杠板归，加大黄和芒硝。杠板归，又名河白草、蛇倒退、梨头刺、蛇不过，为蓼科植物杠板归的地上部分，性微寒，味酸，具有利水消肿、清热解毒、止咳的功效，主治肾炎水肿、百日咳、泻痢、湿疹、疖肿和毒蛇咬伤等。

方七：①河芹菜 250 克，鲜车前草 10 棵，鲜小蓟 10 棵。加水 9 升，煮汁内服。②黄芩 50 克，黄柏 50 克，炒蒲黄 100 克，大黄 30 克，瞿麦 150 克。水煎混服。③地榆 150~200 克，棕榈炭 100~150 克，黄芪 100~150 克，三七 25 克（研成末）。前 3 味水煎去渣，冲三七末温服。本方主要功效利尿通淋，凉血止血。本方适用与尿血、排尿不畅、有疼痛表现者，效果较好。

方八：当归 50 克，生地 50 克，蒲黄 30 克，小蓟根 100 克，白茅根 80 克。藕节为引，水煎灌服。本方主要功效行血止血。用本方加减治疗种公畜血尿症效果佳。实热证，加栀子、黄柏、丹皮、赤芍；虚热证，加知母、地骨皮等；气虚证，加党参、黄芪、白术、云苓。

## 232. 如何用中草药防治牛垂缕不收（阴茎麻痹）？

①大葱 200 克，花椒 10 克，蒲公英 50 克，黄柏 20 克。水煎半小时去渣，温洗（敷）垂缕阴茎。②麻叶 500 克，硼砂 30 克。煎水洗垂缕阴茎。③木鳖

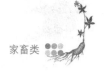

子 50 克，大葱 7 根。大葱烧成黄色和木鳖子一同捣烂，摊在纱布上，包裹垂缕阴茎。④蚯蚓 20 条，白砂糖 100 克。共捣溶，涂于脱出阴茎部，每天 2 次，4～5 天可痊愈。本方主要功效益气升提。上方治疗牛垂缕有一定效果。

### 233. 如何用中草药防治牛睾丸炎？

方一：茯苓粉末 2 份，鲜仙人掌 1 份（去刺、去皮，捣泥）。诸药混合，加冰片、鸡蛋清少许调成膏，敷于阴囊红肿部位。本方主要功效清透热毒，散瘀止痛。用本方治疗阴肾黄疗效确切，疗程短，经济简便，无副作用。

方二：大黄 120 克，土茯苓 250 克，天花粉 250 克，黄柏 200 克，姜黄 100 克，陈皮 60 克。共碾细末，用枣花蜂蜜适量调制成膏状，装入密封器皿内备用。施药膏前先以 1% 新洁尔灭液或 0.1% 高锰酸钾溶液消毒阴囊及会阴部。然后将药膏适当加热后均匀涂于患部或涂于 3～4 层消毒纱布上（药膏厚约 0.4 厘米）包裹阴囊，每天换药 1 次，连续 3 天为 1 疗程。本方主要功效清热解毒，化瘀散结，消肿。用本方治疗动物阴肾黄效果佳。治疗期间禁止运动，加强饲养管理。严重者可配合输液抗菌治疗。

### 234. 如何用中草药防治牛阳痿？

肉桂 10 克，黑附子 10 克，熟地 20 克，山药 20 克，山茱萸 15 克，丹皮 15 克，云苓 15 克，泽泻 15 克，淫羊藿 40 克，阳起石 40 克，巴戟 20 克，枸杞 20 克，肉苁蓉 20 克，黄芪 30 克。共为细末，开水冲泡，候温，成牛一次灌服。本方主要功效补肾壮阳。用本方防治病牛，阴虚火旺者，减肉桂、黑附子，加知柏；脾胃虚弱者，加健胃药；腰肾损伤者，加杜仲散；滑精者，加煅龙骨、牡蛎、芡实各 30 克；尿血者，加炒地榆、白茅根、侧柏叶各 30 克；肝脾湿热者，改用龙胆泻肝汤。

### 235. 如何用中草药防治牛滑精？

韭菜子 80 克，破故纸 80 克。水煎 2 次，混合，分早、晚 2 次灌服，每天 1 剂，连用 3 剂。渣晒干或烘干研末，停药 3 天后，用药渣拌糖喂服，每次约 50 克，每天 3 次，用完为止。本方主要功效补肾壮阳，固精暖肾。用本方配合中成药枸杞药酒，治疗种公牛滑精，疗效满意。

### 236. 如何用中草药防治牛脑膜炎（脑黄）？

天麻 25 克，防风 25 克，羌活 30 克，僵虫 25 克，全蝎 25 克，钩丁 20 克，薄荷 20 克，朱砂（另包，用药液冲灌）20 克，茯神 20 克，远志 20 克，酸枣仁 20 克，贝母 20 克，半夏 15 克，甘草 15 克。每剂两煎，早晚灌服。本方主要功效镇定安神泻热。用本方配合西药治疗牛脑膜炎疗效佳。狂躁不安者，配合 25% 氯丙嗪 20 毫升肌内注射，或 10% 溴化钠溶液或安溴注射液 100 毫升静脉注射，或用水合氯醛灌肠。为降低颅内压，静脉放血 100 毫升，静脉注射 20% 葡萄糖 1000 毫升、20% 甘露醇 500 毫升。消炎解毒用 10% 葡萄糖 2000 毫升、土霉素或四环素 3 克混合静脉注射；也可静脉注射 20% 磺胺嘧啶 150 毫升，或肌内注射青霉素 400 万单位。精神沉郁、心脏衰弱者，用 20% 葡萄糖 1000 毫升、40% 乌洛托品 50 毫升、20% 安钠咖 20 毫升、10% 维生素 C 溶液 20 毫升，混合一次静脉注射。

### 237. 如何用中草药防治牛中暑？

朱砂 10 克（另研），党参 60 克，夜神 30 克，黄连 30 克。共研末，开水冲调，候温灌服。本方主要功效重镇安神，清热泻火。用本方治疗牛中暑效果不错。对神情恍惚、低头、闭眼、流涎、卧地四肢乱划者，加防风、远志、栀子、郁金、黄芩各 25 克，麻黄 15 克，黄连减至 20 克，加蛋清、蜂蜜灌服。

### 238. 如何用中草药防治牛脑震荡？

方一：柴胡 20 克，乳香 20 克，没药 20 克，细辛 8 克，黄连 15 克，泽兰 15 克，薄荷 10 克，当归 80 克，土元 25～30 克，丹参 30 克，川芎 30 克，半夏 18 克。研末。开水冲调，候凉灌服，连用服 3～5 剂。本方主要功效调气活血，消瘀散结。本方对脑震荡效果颇显，能使新血生、瘀血除、骨质愈合速，恢复快。

方二：赤芍 20 克，川芎 20 克，桃仁 30 克，红花 30 克，生姜 30 克，老葱 1 握（切碎），麝香 0.5 克（可用白芷、冰片代之），丹参 25 克，石决明 40 克，菊花 20 克，牛膝 20 克。水煎，候温灌服。病轻者，每天 1 剂；病重者，每天 2 剂（中牛酌减）。本方主要功效活血通窍，行瘀疏风，对脑震荡具有较好的治疗效果。

### 239. 如何用中草药防治牛癫痫？

方一：钩丁 25 克，胆南星 10 克，天竺黄 20 克，元参 15 克，酸枣仁 20 克，生地黄 25 克，蝉蜕 10 克，炒僵蚕 10 克，薄荷叶 10 克，当归 20 克，陈皮 20 克，大黄 20 克，麦冬 10 克，生石膏 20 克，朱砂 2 克（单包冲服）。水煎服，每剂煎服 3 次，每次取药汁约 300 毫升，候温灌服，每天 1 次。本方主要功效清热镇静，滋阴降火。用本方治疗犊牛癫痫病，疗效显著。

方二：薄荷叶 300 克，当归身 70 克，川芎 60 克，枣仁 60 克，寸冬 60 克，茯神 90 克，远志 60 克，朱砂 20 克，蜂蜜 180 克。水煎汤灌服。本方主要功效活血除风，散瘀化痰，解热清心。用本方治疗癫痫病牛，疗效显著。血热型，加炒栀子 60 克、郁金 100 克、生石膏 250 克、黄连 30 克，薄荷叶增加到 360 克；血虚型，去蜂蜜，加党参和黄芪各 120 克、生山药 150 克、焦白术

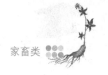

60 克、生牡蛎 180 克、生龙骨 180 克；肝风内动型，加柴胡 100 克、龙胆草 60 克、琥珀 60 克、全蝎 120 克、蜈蚣 60 条；邪热中风型，方中每味药减量至 1/3，加钩丁 25 克、柴胡 30 克、全蝎 24 条、蜈蚣 15 条。

方三：地龙 40 克，蜈蚣 20 条，全蝎 40 克，田七 50 克，川贝 50 克，龙胆草 60 克，羌活 40 克，煅磁石 60 克，琥珀 50 克，代赭石 60 克，石决明 60 克，生牡蛎 60 克，冰片 30 克，石菖蒲 60 克。654－2 片 300 毫克，谷维素 1000 毫克。共研细末，每次 300 克（小牛酌减），开水冲，候温灌服，每天 1 次，7 天为 1 疗程。本方主要功效息风镇惊，开窍醒脑。用本方配合火针天门、百会、尾尖，治疗耕牛，效果较为满意。发作时肌注安定注射液 100 毫克、苯妥英钠注射液 0.1 克。

方四：生龙齿 50 克，生牡蛎 100 克，生石决明 100 克，生珍珠母 100 克，天竺黄 30 克，节菖蒲 30 克，郁金 30 克，旋覆花 30 克，代赭石 50 克，金礞石 50 克，僵蚕 30 克，全蝎 30 克，琥珀 50 克，胆南星 30 克。水煎服，每剂药煎服 3 次，每次取药汁约 300 毫升，候温灌服，每天 1 次。本方主要功效息风止痉，豁痰开窍，镇惊安神。用本方治疗病牛，获得较好疗效。发作时肌注安定注射液 100 毫升、苯妥英钠注射液 0.1 克。

方五：薄荷 300 克，苦参 200 克，贝母 80 克，香附子 100 克，车前子 100 克。共为末，开水冲调，候温灌服。本方主要功效祛风痰，利水。用本方剂治疗牛癫痫，效果较为显著。急性发作时，立即肌注硫酸镁 100～150 毫升。

方六：生地 15 克，川芎 15 克，蔓荆子 15 克，天竺黄 15 克，川黄连 15 克，朱砂（研末、另包）15 克，琥珀（研末、另包）15 克，天南星 10 克，白芍 10 克，当归 10 克，蝉蜕 10 克，石菖蒲 10 克，远志 10 克，钩藤 10 克，甘草 9 克。共为细末，水煎候温冲朱砂、琥珀灌服。本方主要功效清热镇惊。用本方配合西药（肌内注射盐酸氯丙嗪 50 毫克，复合维生素 B 注射液 30 毫升、青霉素 150 万单位，每天 2 次）治疗效果好。

方七：白花蛇 1 条，全蝎 15 克，钩藤 20 克，桑寄生 15 克，香附子 20 克，白芍 20 克，菖蒲 20 克，郁金 20 克，僵蚕 10 克，防风 15 克。水煎服，犊牛每天 1 剂。本方主要功效涤痰开窍，疏肝理气，息风定痛。用本方治疗癫痫犊牛，效果满意。肝阳上亢、肝阴不足、脉弦硬者，加元参、生地、珍珠母；肝郁气滞、清阳被阻者，加乌药、枳实；心肾不交、烦躁者，加夜交藤、五味子、女贞子；头部外伤有瘀血者，加丹参、赤芍；气血不足、脉筋失养者，加党参、白术、当归；痰浊郁火、上扰清宫、精神沉郁者，加礞石、胆南星、龙胆草。

### 240. 如何用中草药防治牛佝偻病?

当归 20 克,补骨脂 20 克,杜仲 15 克,续断 15 克,何首乌 15 克,枸杞子 15 克,阿胶 15 克,山药 15 克。水煎取汁约 100 毫升,一次灌服,每天 1 剂,连服 3 剂。本方主要功效补益肝肾,益精填髓。用本方配合西药(维生素 $B_1$ 22.5 克、维丁胶性钙注射液 5 毫升,维生素 $D_3$ 注射液 5 毫升,混合一次肌注,隔 2 天 1 次,连用 4 次)治疗犊牛佝偻病,均在 10~15 天内治愈。

### 241. 如何用中草药防治牛虚劳?

薯蓣(山药)100 克,党参 50 克,白术 50 克,云苓 40 克,神曲 50 克,甘草 50 克,黄芪 50 克,当归 40 克,川芎 40 克,白芍 40 克,熟地 40 克,麦冬 40 克,阿胶 40 克,桂枝 30 克,防风 30 克,羌活 30 克,独活 30 克,丹参 30 克,柴胡 30 克,杏仁 20 克,桔梗 30 克,大枣 100 克。煎服隔天 1 剂。本方主要功效补气健脾,养血滋阴,祛风散寒,活血通络。用本方防治牛虚劳,收到很好的效果。粪干者,重用当归、肉苁蓉、火麻仁;便溏者,去当归,加陈皮、薏苡仁,重用白术、山药;四肢痛者,加牛膝、寄生;易汗者,重用黄芪加龙骨、牡蛎。

### 242. 如何用中草药防治牛荨麻疹(遍身黄)?

地耳 100 克,知母 60 克,黄芩 60 克,黄连 60 克,黄药子 50 克,白药子 70 克,虫蜕 40 克,蜂蜜 250 克。煎服,每天 1 剂,分 3 次服完,连用 2 天。本方主要功效解毒消肿、凉血止血。用本方治疗病牛,连用 2 天即可。地耳又名地区莲、地踏菜、天仙菜、地木耳、地皮菜、葛仙米,为石耳属念珠藻科植物葛仙米的藻体,状如木耳,春夏生雨中,雨后采摘,江南农村常作野菜食用,其性寒,味甘淡,具有清热、明目功效。

### 243. 如何用中草药防治牛汗症(盗汗与自汗)?

方一:熟地 20 克,山茱萸 15 克,茯苓 10 克,山药 15 克,丹皮 10 克,泽泻 10 克,黄芪 30 克,党参 20 克,龙骨 30 克,牡蛎 30 克,麻黄根 1 克,防风 12 克,白术 12 克。煎服,每天 1 剂,连服 3 剂。本方主要功效滋阴补肾,固表止汗。用本方治疗病牛,取得满意的效果,3 剂即可痊愈。

方二:当归 40 克,生地 40 克,熟地 50 克,黄芩 30 克,黄连 30 克,黄柏 25 克,黄芪 60 克,生牡蛎 40 克,浮小麦 200 克,大枣 20 枚。水煎 2 次,合并煎液,一次灌服,每天 1 剂。本方主要功效养阴清热,敛阴止汗,固表。用该方治疗牛盗汗,用药 2~4 剂而愈。

### 244. 如何用中草药防治牛结膜炎、角膜炎?

方一:黄丹 10 克,黄连 20 克,海螵蛸 10 克,冰片 10 克。黄连加水 250

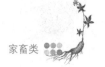

毫升，煮沸后3分钟，趁热连水带渣装瓶备用。黄丹、海螵蛸、冰片分别研成细末，混合拌匀，装瓶备用。治疗时，翻开患牛眼睑，用不带针头的金属注射器吸取黄连水30毫升左右冲洗，再吹入5克左右黄丹粉等混合药粉，放下患牛眼睑，轻轻揉几下。本方主要功效解毒泻火，明目退翳。本方为民间验方，用此方治疗耕牛眼角膜炎，取得显著效果。

方二：扁担藤汁。用0.85%生理食盐水冲洗患眼。取鲜扁担藤结与结之间约10～12厘米一段，将一端靠近患眼，从另一端把藤中流出的汁液吹出滴于患眼结膜囊内，轻轻按摩患眼。每天3次，连用2～3天。本方主要功效祛风除湿。用本方治疗牛创伤性角膜炎，治愈率为89.2%，角膜穿孔、虹膜脱出者效果不明显。

方三：轻粉10克，硼砂15克，冰片5克，精盐7克。共研极细粉，装入棕色玻璃瓶密封备用，也可现用现配。每次3～4克喷撒于患眼内。本方主要功效清热泻火，消肿止痛。用本方防治患牛传染性角膜结膜炎，效果不错。

方四：冰片10克，白芷5克，醋酸可的松100毫升，鲜猪胆6个（取汁）。冰片、白芷和醋酸可的松研成细末，混于猪胆汁中，将患眼皮翻起，用药棉棒蘸药液轻轻涂擦和清洗，每天6次。本方主要功效清热泻火，解毒消肿，止痛。用本方治疗牛急性结膜炎，疗效显著。

方五：鲜千里光草500克，食盐100克。千里光切细，加水2500毫升煎汁去渣，加食盐100克混匀，趁温敷洗病眼1～2分钟，每天2次。本方主要功效清热解毒，清肝明目。用本方治疗结膜、角膜炎，全部治愈。

方六：枯矾20克，胆矾20克，食醋500克。上药放入搪瓷盆或瓦盆内慢火焙干，取出后研成细末，装入有色玻璃瓶内密封备用。每次取0.5克药粉用纸筒吹入患眼内，每天1次。本方主要功效收敛止痛，散瘀消肿。用本方治疗角膜炎收到满意疗效，一般1～3天即可痊愈。本方对轻度外伤性、表层性角膜炎效果显著。

方七：盐竹丹100克，冰片5克。研成细末，充分混匀，每次取少许点眼，每天2～3次。本方主要功效去翳明目，消肿止痛。用本方治疗牛角膜炎，效果不错，一般5～7天可治愈。盐竹丹做法：取鲜竹子1筒，两端留节，一端钻一小孔，将食盐装入孔内，用纸塞住孔后放炭火上烘烤至竹筒焦枯时取出食盐研细装瓶待用。

方八：炉甘石60克，草决明60克（炒存性），硼砂60克，海螵蛸50克，蛇蜕40克（焙存性），冰片40克。共研成细末，过100目筛，装瓶密封备用。每次用取少许药粉，以小竹管吹入或直接撒入患眼内，每天2～3次。本方主要功效去翳明目，收温敛疮。用本方治疗牛角膜炎，用药3～9天治愈，收到较好疗效。

方九：鲜盐肤木叶。洗净晾干，捣烂绞汁备用。患眼用生理盐水洗净后，滴入适量盐肤木叶汁，每天 4～5 次，连用 3 天。病重的可用数层纱布浸盐肤木叶汁敷于患眼，每天换药 3～5 次。本方主要功效清热泻火，明目退翳。用盐肤木叶汁点眼或结合外敷，治疗病牛效果显著。

方十：鲜葡萄藤。取中指粗、长 30 厘米左右鲜葡萄藤数根，两端切成斜形，架在两块砖上，中间用木炭火烤，两端用杯接取流出的汁液，待温用药棉棒蘸取汁液涂擦患眼。每天 3～4 次，连用 3～5 天，严重病例结合服用中药 1～2 剂。用本方治疗患牛，均在 3～5 天内治愈。

## 245. 如何用中草药防治牛跛行？

方一：白及 150 克，白芥子 50 克，乳香 50 克，没药 50 克，冰片 6 克，牡蛎 50 克，皂刺 50 克，大黄 50 克，白蔹 50 克，蟾蜍 60 克，雄黄 50 克、陈醋 1000 毫升。研细成粉末，先将陈醋 1000 毫升煮沸，然后将研细药末倒入煮沸的醋中搅拌、调制成糊状药膏，装入广口瓶内备用。用时涂敷肿胀处，每天或隔 2 天处理 1 次。本方主要功效活血化瘀，消肿止痛。用本方治疗奶牛腕关节黏液囊炎、附关节硬肿，同时适当用西药对症治疗，收到明显疗效，且疗程短，操作简单。如能结合内服活血散瘀消肿止痛、续筋骨的药物，疗效将会更好。

方二：当归 30 克，土元 30 克，自然铜（醋炙）30 克，大黄 30 克，元胡 30 克，益母草 30 克，神曲 30 克，红花 20 克，桃仁 20 克，骨碎补 20 克，地龙 20 克，制南星 20 克，甘草 20 克，山楂 60 克。水煎 2 次，混合约 3000 毫升，候温加黄酒 250 毫升灌服。本方主要功效活血化瘀，健胃纳食。用本方治疗牛跛行，疗效显著。寒重者去地龙加炮姜，前肢痛加桂枝，后肢痛加牛膝、杜仲；股胯痛加木瓜、川断；体温升高者配合抗菌药。

## 246. 如何用中草药防治牛腐蹄病？

方一：威灵仙鲜草根系 30 克。采威灵仙鲜草根系，捣烂备用，将患蹄洗净，除去残存的腐败物，用白酒冲洗，将药物外敷蹄部患处。本方主要功效祛风除湿，通络止痛。用本方治疗牛腐蹄病，轻者次日见效，1 次即愈。重者可配合干威灵仙根系 30～50 克煎服，注射抗菌消炎药物即可。

方二：雄黄 1 份，鸦胆子（去壳）1 份，枯矾 4 份。共研细粉，过筛装瓶备用。患蹄先用 3% 来苏水清洗，除去污物、坏死组织，再用每 100 毫升加 8 滴 7% 碘配的双氧水冲洗，用纱布吸干疮面，撒上药粉（以遮盖住疮面为度），包松馏油或鱼石脂绷带。每 4～5 天换药 1 次，3 次为 1 疗程，疗效不错。本方

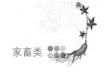

主要功效消肿止痛。

方三：牛屎虫10只，冰片、白芷各3克或松香20克，土狗5只。共研细末，入茶油60~80毫升内浸泡两周。患部清创后涂敷，包扎，每天换药1次。本方主要功效消肿止痛，杀虫散结，祛腐生新。用本方治疗牛腐蹄病，效果满意，一般5~7次可愈。牛屎虫，别名推粪虫、打火虫，有毒，捕捉后洗净，用竹签从背部穿入，足朝上晒干备用。土狗，别名地蝼牛、蝼蛄。

方四：桐油80毫升，黄蜡30克，密陀僧7克，血余炭少许。将桐油煎沸，加黄蜡、密陀僧粉溶化，再入血余炭，候温待用。清洗患部，将上药趁热注于洞内，绷带包扎。本方主要功效收敛防腐，止血消肿。用本方治疗牛腐蹄，轻症1次、严重者2~3次即愈。

### 247. 如何用中草药防治牛面神经麻痹？

方一：鲜松针200~250克，生姜100~150克。加水煎煮取汁1000~1500毫升，再加入红糖80~100克，待温，一次灌服，每天1~2剂，连用5~7天。本方主要功效祛风除湿，活血通络。用本方配合"偏瘫复原丸"治疗病牛，疗效显著。

方二：马钱子6克，斑蝥8个，蜈蚣6条，全蝎10条。共研细末。患侧剪毛，清洗擦干，取大于患面2/3的橡皮膏，撒匀药末贴患处，5天换1次。本方主要功效息风解痉，破血散结。用本方治疗牛面瘫，用药6次痊愈。

### 248. 如何用中草药防治牛疮黄？

方一：银珠2份，冰片2份，铁砂3份，孩儿茶1份，硼砂1份。共为细末混匀，装瓶备用。疮黄先按一般外伤常规处理，排除脓血，有的需开刀扩疮排脓，然后视疮面大小，疮洞深浅，均匀撒布五味生肌散，疮洞较深时用药棉蘸此药送到疮内即可。严重的每天上药1次，好转较轻时可隔1天1次或数天换药1次，新肌增生，待疮平口时停止上药。本方主要功效化腐燥湿，提脓生肌，消肿止痛。用本方治疗大牲畜疮黄症，7天内基本治愈，重者15日内治愈。

方二：苍耳叶细粉。排出疮黄脓汁，用消毒药液洗净，将苍耳叶细粉撒布于患处。每天1次，至腐肉去、肉芽长出后，可隔2~3天换药1次，直至愈合为止。用本方防治家畜化脓性疮症（包括脓肿、溃疡、化脓性创伤、瘘管等），均有良效。瘘管，可先排尽管内的脓汁，用硬纸卷筒将药粉吹入管道，如瘘管深而弯曲，可充分扩创再撒药。苍耳叶夏秋季节采收，以墨绿色、大片、厚实的为佳，除去泥沙，阴干，碾细，过细箩，装于有色玻璃瓶中备用。

方三：75%酒精500毫升，生花椒50克。花椒放酒精中20℃恒温下浸泡

5~8天后，去渣取滤液涂擦患部，每天数次。用本方防治奶牛乳房疮，效果不错。治疗时先将奶牛患病乳房用水洗净擦干，然后涂擦药液，先擦乳房周围健康部位，后擦乳房患病部位。疮黄初起即用此方，一般1剂可愈。如未消散，可连用数天至消散。如久不消散，改涂鱼石脂，待脓肿成熟或水肿明显时，切开局部，排净脏水，外用碘酊涂擦。配合注射消炎抗菌等药物效果更好。

方四：虎杖600克，草血竭600克，冰片30克，蛇油600克，菜油1200克。用菜油炸草血竭、虎杖至枯，滤油去渣，待温后加入蛇油、冰片，拌匀装瓶后备用。患部剪毛消毒，涂上药膏（破溃疮黄须先除去脓性分泌物及坏死组织），每天换药1次。本方主要功效清热利湿，化腐生肌。用本方治疗牛疮黄和皮肤溃疡，疗效满意。蛇油制法：伏天毒蛇1条，胡麻油适量。将活蛇放进小口瓶中，随后灌胡麻油至满，加盖蜡封，埋入1米深湿土中，百日后取出，蛇全部液化即为蛇油。

## 249. 如何用中草药防治牛挫伤？

乳香3份，没药3份，红花3份，大黄5份，细辛2份，樟脑1份，凡士林3份。凡士林于瓷缸内加热溶解，余药研末，待凡士林温度降低至60℃时混入，充分搅拌成油膏。摊在比受伤范围大1倍的棉布上，膏药厚度约0.3厘米，患部剪毛、消毒后贴敷，外用绷带固定，每天1次，4次为1个疗程。本方主要功效活血化瘀、消肿止痛。用本方治疗各种动物急性软组织挫伤，大多数收到良好疗效。

## 250. 如何用中草药防治牛鞍伤？

冰片20~100克，雄黄30~150克，黄柏40~200克。共研细末，加凡士林200~600克调匀。患部清创后敷药，每天换药1次。本方主要功效清热解毒，去腐生肌。用本方治牛鞍伤，疗效很好，一般4~8天后痊愈。本方还可用于其他皮肤深部炎症及溃疡疖肿。

## 251. 如何用中草药防治牛烧伤？

方一：樟脑（单包）10克，三七（单包、研细）15克，血竭（单包、研末）15克，当归15克，白芷15克，连翘15克，生地15克，紫草15克，花粉15克，甘草15克，金银花15克，乳香15克，没药15克，儿茶15克，香油500克，蜂蜡60克。将香油置锅内熬沸，放入白芷、当归、连翘、生地、紫草、花粉、甘草，炸焦去渣；待油再沸，放入金银花、乳香、没药、儿茶炸焦去渣；再放入蜂蜡使其溶化，文火熬至取1滴滴于冷水中冷却后手捻不沾手为度；将锅离火，拌入樟脑、三七粉、血竭粉，倒入容器内冷却成膏。用前先

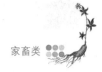

将伤处进行一般外科消毒，除去脓汁、污物及坏死组织，后将药膏均匀涂于纱布或白布上，敷于患处。每天换药 1 次，至愈为止。本方主要功效化瘀止血，消肿止痛，清热解毒。用本方结合抗生素疗法治疗患畜，收到满意效果。

方二：白糖 1 份，白矾 1 份，食用碱 1 份。共研磨成粉末，加水搅拌成蜂蜜状黏稠液体。创面用生理盐水冲洗干净后涂抹，每 3 ~ 5 天换 1 次。本方主要功效清热解毒，止血止痒。用本方治疗家畜烧伤，收到满意疗效，一般 3 ~ 5 次即可痊愈。

方三：新鲜桐花 500 克，桐油 500 毫升。将新鲜桐花浸于桐油中，加盖密封，离地保存 3 个月后可用。烧伤面用消毒溶液清洗后涂抹，每天 3 ~ 4 次，直至创面痂壳润泽不痛为度。用本方治疗家畜烧伤，见效快，恢复早。

方四：大黄 250 克，冰片 5 克。大黄研末过细筛，再加冰片研末，混匀。撒布患部，每天 3 次。本方主要功效凉血解毒，消肿止痛。用本方治疗耕牛烧伤，疗效满意。如烧伤部干裂，用石蜡油适量将大黄冰片末调成稀糊状，用鸡羽毛蘸药糊搽敷患处，一般 2 周均可痊愈。

方五：新鲜虎杖根 10 千克，冰片 30 克。虎杖根洗净，切片，捣碎（鲜品捣碎易煎出药汁），加水 5000 毫升，煎至 2000 毫升，去渣，文火浓缩至 1000 毫升，待凉加冰片，搅拌均匀即成。本方主要功效活血祛瘀，清热利湿，收敛止血。用本方治疗烧伤的奶牛，取得满意疗效。

### 252. 如何用中草药防治牛骨折？

鲜野牛膝 500 克，鲜苎麻根 500 克，鲜野葡萄根 500 克。洗净，甩干水，切碎，混合放入石钵中打成膏状。将患部喷上白酒，由轻到重缓慢地来回揉擦数分钟（促进血液循环），整复，敷上 1 ~ 2 厘米厚药膏，用竹帘或小木板条固定。3 天后换药，以后每 2 天换药 1 次，每天用中药的第 3 煎药汁淋湿患部 1 ~ 2 次，保持湿润。本方主要功效活血散瘀，消肿止痛。用本方外敷结合内服中药活络效灵丹治疗病牛，均获痊愈。

### 253. 如何用中草药防治牛牙痛？

石膏 100 克，黄连、川芎各 30 克，丹皮 50 克，生地 50 克，大黄 50 克，荆芥 50 克，当归 40 克，升麻 40 克，细辛 15 克（后下）。石膏碾末，余药煎 2 次，每次得药液 500 毫升，合并混匀，候温一次灌服。本方主要功效清热降火，止痛活血。用本方治疗病牛，均收到满意的效果。

### 254. 如何用中草药防治牛湿疹？

方一：雄黄、枯矾各等份。共为细末，过筛。撒布患部，直至表面无渗出液。若患部表面有干痂，先将痂皮除去，再撒布药粉。结痂后，用芝麻油将药粉调成糊状涂擦。每天 2~3 次，隔天换药 1 次，直到痊愈。本方主要功效清热解毒，收敛渗湿。用本方治疗牛湿疹、无名肿毒，均收到满意的效果。

方二：木菠萝黄叶 2 份，大叶橙黄叶 1 份，芭蕉黄叶 1 份。洗净、晒干，放入锅中烧成灰，研末，过筛，装瓶备用。患部用 0.1% 高锰酸钾水溶液清洗，除去污垢和坏死组织，再用 3% 明矾水溶液冲洗干净，擦干，撒上药粉。本方主要功效清热解毒，收敛渗湿。用本方治疗牛湿疹，皮肤渗出迅速减少、愈合快，效果好，轻症一般用药 2~3 次，重症 4~6 次即愈。

### 255. 如何用中草药防治牛阵缩及努责微弱？

益母草 150 克，归尾 30 克，红花 30 克，三棱 30 克，莪术 30 克。水煎，冲入尿 500 毫升，白酒 250 毫升灌服。本方主要功效补血活血，祛瘀调经，行气止痛。本方用于催产、下死胎、排胎衣有较好效果。

### 256. 如何用中草药防治牛流产？

方一：白术 50 克，党参 40 克，桑寄生 20 克，茯苓 20 克，杜仲 30 克，大枣 50 克。共研末，开水冲调，候温灌服。习惯性流产母畜于发病前 1 个月时服药，月服 1 剂，连服 3 剂。本方主要功效益气健脾，补肾养胎。用本方预防母畜习惯性流产，效果显著。

方二：生益母草叶 150 克，生艾叶 150 克，生香附 45 克。捣碎，加开水冲调，去渣后一次灌服。服药后 4 小时，仍有胎动欲堕表现的病牛，再服 1 剂，即可痊愈。本方主要功效祛瘀生新，活血理气。用本方治疗牛胎动不安，均获痊愈。

### 257. 如何用中草药防治牛不孕症？

方一：当归 50 克，川芎 50 克，白芍 50 克，制香附 50 克，丹参 50 克，蒲黄 50 克，五灵脂 50 克，益母草 50 克。共为细末，开水冲调，候温灌服，隔天 1 次。本方主要功效补血调经，复宫催情。用本方治疗经过多次人工输精或本交未受孕的母牛，一般 3 剂治愈，重症 5 剂痊愈。

方二：鲜益母草 2.5 千克，鲜桃叶 2.5 千克，红花 30 克，红糖 150 克为引。水煎 2 次，去渣取汁，候温灌服，每天 1 剂。本方主要功效活血补血，祛瘀调经。用本方治疗牛不孕症，均痊愈。

方三：鸡蛋清 100~150 克（鸡蛋约 300 克），硫黄 5~10 克。加温水适量，调匀灌服。本方主要功效壮阳暖脏，补精养胞。用本方治疗母牛虚寒不孕，全部治愈，一般服用 1 次即可。

方四：赤芍 50 克，当归 60 克，益母草 50 克，炒香附 60 克，元胡 30 克，桃仁 40 克，金银花 40 克，连翘 40 克，茯苓 30 克，五灵脂 40 克，郁金 30 克，

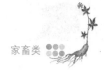

甘草20克。炮穿山甲、地龙先煎30分钟，后加诸药共煎30分钟，煎2次，合并煎液，温后一次灌服，每天1剂。本方主要功效行气散结，和脾养阴。用本方治疗病牛，效果不错。对子宫分泌排出物无血者，减赤芍、桃仁，加川芎、苏木；尿赤黄者，减五灵脂、茯苓，加黄柏、木通；发情期烦躁不安、慢食者，减茯苓，加茯神、益智仁；长期不发情者，减赤芍、当归，加肉苁蓉、菟丝子；体弱微喘者，减金银花、连翘，加党参、黄芪。

方五：炮山甲45克（碾末），败酱草45克，当归45克，川芎30克，桃仁35克，赤芍40克，红花30克，路路通45克，地龙30克（碾末），土茯苓30克，苏木30克，益母草45克，仙茅30克，淫羊藿30克，乳香30克，没药30克，甘草30克。炮穿山甲、地龙先煎30分钟，后加诸药共煎30分钟，煎2次，合并煎液，一次灌服，每天1剂。本方主要功效行气活血，化瘀通络。用本方防治奶牛继发性不孕症，均获满意疗效。

方六：菟丝子25克，枸杞子15克，覆盆子15克，蛇床子15克，茺蔚子15克，仙灵脾15克，炙黄芪45克，当归20克，制香附15克，山药20克，制首乌20克。水煎灌服。发情周期到来之前第3天开始，每天1剂，分早、晚灌服，连用3剂。发情周期结束后2天开始，每天1剂，分早晚灌服，连用3~7剂。本方主要功效补肾益精，调经促情。用本方治疗无排卵性不孕，治愈率为79.2%，总有效率为91.6%。发情前加牡丹皮15克、生地20克、山茱萸15克、女贞子15克；发情结束后加仙茅15克、巴戟肉20克、紫石英15克、肉苁蓉20克；子宫发育不良加紫河车15克、熟地25克、鹿角胶15克、杜仲15克。

方七：焙牛胎衣（胎盘）200克，当归40克，赤芍40克，熟地30克，山茱萸30克，肉苁蓉30克，醋香附30克，仙灵脾30克，益母草30克，红花27克。共碾为末，开水冲调，或水煎滤汁，一次灌服。每天1剂，连服3~5剂为1疗程。一般于发情前4~8天或发情后2~4天开始灌服。本方主要功效补血活血，温肾暖宫。用本方加减治疗母畜不同类型的不孕症，取得了较满意的效果。虚弱不孕，加党参、黄芪、白术、五味子、陈皮；宫寒不孕，加白术、白芍、制附片；肥胖不孕，去当归、熟地、山茱萸，加苍术、半夏、云苓、枳壳、升麻、柴胡；不发情，合复方仙阳汤加减（胎衣、当归、熟地、赤芍、山茱萸、仙灵脾、阳起石、菟丝子、补骨脂、枸杞子、香附子、益母草等）。

## 258. 如何用中草药防治牛妊娠水肿?

方一：车前子500克（炒后研末），滑石粉250克。水煎候温，一次灌服。本方主要功效利水清热。用本方治疗患牛，收到满意效果。

方二：桑白皮45克，陈皮60克，生姜皮60克，大腹皮60克，茯苓皮60

克。共为末，开水冲服。本方主要功效健脾化湿，行气利水。用本方随证加味治疗患牛，效果满意。腹胀甚者，加木香、槟榔、枳壳；腿足肿者，加汉防己；水饮犯上者，加苦葶苈；食欲不振者，加白术、砂仁。用本方治疗黄牛妊娠水肿，均取得较好效果。分娩前水肿，加土炒白术 80～120 克，黄芪 35～60 克，当归 25 克，炒黄 35 克，川芎 20 克，桑寄生 60 克，砂仁 25 克，菖蒲 20 克；分娩后水肿，加炮姜 30 克，艾叶 40 克，土炒白术 80 克，当归 60 克，川芎 20 克，益母草 150～200 克，香附 45 克，甘草 30 克；兼有胎衣不下，加桃仁 30 克，红花 25 克，兼有消化不良，加炒三仙各 60 克，玉片 25 克，李仁 60 克，麻仁 60 克。

### 259. 如何用中草药防治牛阴道出血?

黄芪 40 克，党参 30 克，白术 30 克，龙眼肉 30 克，当归 45 克，茯神 25 克，远志 20 克，酸枣仁 20 克，木香 15 克，炙甘草 15 克，大枣 30 克，生姜 20 克。共为末，开水冲调，候温一次灌服，每天 1 剂，连服 3～4 天。本方主要功效养心益气，健脾养血，固胎止崩。用本方治疗患牛，1～2 剂见效，3～4 剂可痊愈。

### 260. 如何用中草药防治牛阴道脱出?

五倍子 70 克。研极细末，用麻油调匀。将脱出的阴道用 2% 明矾水（温）清洗、浸泡，涂上五倍子膏，整复，缝合阴门固定。本方主要功效抗菌消炎，收敛止血。用本法治疗病牛，效果优于传统疗法。

### 261. 如何用中草药防治牛产后瘫痪?

方一：当归 60 克，川芎 60 克，焦生地 60 克，桃仁 30 克，红花 30 克，木瓜 60 克，牛膝 60 克，知母 30 克，川贝 60 克，天花粉 60 克，牛蒡子 60 克，麦冬、天冬 60 克，桔梗 60 克，连翘 60 克，白芷 60 克，细辛 30 克，防风 60 克，柴胡 60 克，炒栀子 60 克，炒黄芪 60 克，独活 30 克，没药 60 克，葫芦巴 60 克，僵虫 60 克，陈皮 60 克，南星 60 克，升麻 30 克，茯苓 60 克，甘草 30 克。桑条为引，水煎服，每天数次，不拘量。本方主要功效清热解毒，疏表除风，活血通脉。用本方治愈牛产后瘫痪（产后风），治疗好转后，可加党参、白术、五味子、黄芪以补气健脾，效果很好。

方二：党参 65 克，白术 65 克，益母草 65 克，黄芪 65 克，甘草 65 克，当归 65 克，白芍 40 克，陈皮 40 克，大枣 40 克，升麻 25 克，柴胡 25 克。水煎，候温加白酒 100 毫升灌服，每天 1 剂。本方主要功效补气益血，活血祛瘀。用本方治疗病牛，全部治愈。

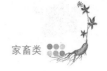

### 262. 如何用中草药防治牛产后子宫复旧不全?

当归 60 克,川芎 40 克,桃仁 50 克,炮姜 50 克,炙甘草 30 克,益母草 60 克,党参 60 克,黄芪 60 克,山楂 80 克。水煎灌服,每天 1 剂,连服 2 剂。本方主要功效补中益气,活血化瘀。用本方治疗奶牛产后子宫复旧不全,均收到很好效果。多数奶牛服药 1 剂后,当天即见恶露排出量增多,次日量少色淡;服药 2 剂后,子宫颈收缩,精神较好,食欲旺盛,体温、脉搏和呼吸正常。少数奶牛服药 1 剂后,当天无显著变化,次日恶露排出量增多;服 2 剂后,恶露量少色淡,其他症状均见好转,2~3 天恢复正常。

### 263. 如何用中草药防治牛子宫内膜炎?

方一:当归 60 克,赤芍 50 克,桃仁 40 克,红花 25 克,香附 40 克,益母草 90 克,青皮 30 克。水煎 2 次,合并灌服,每天 1 剂,2~5 剂为 1 疗程。本方主要功效活血祛瘀。本方适用于一般性子宫内膜炎。子宫弛缓时,加党参、黄芪、柴胡、升麻;恶露多时,加茯苓、车前子;卵巢机能不全或减退时,加阳起石、淫羊藿、菟丝子、补骨脂。

方二:知母、甘草、黄药子、白药子、黄芪各 30 克,浙贝母 25 克,黄芩、郁金各 45 克,栀子、连翘各 20 克。研末冲服,每天 1 剂,连服 3 剂。本方主要功效清热解毒,祛瘀生新。用本方治疗母牛子宫内膜炎,疗效可靠。如有持久黄体和卵巢囊肿,加三棱、莪术。

方三:生香附 1000 克,陈醋 1500 毫升。将香附和陈醋放砂锅内用慢火煎熬,不断搅拌,待香附全部吸透陈醋,晾干磨成粉,每次 250~300 克,加温水调和,一次灌服,每天 1 剂。本方主要功效理气解郁,调经止痛。用本方治疗病牛,效果显著。

方四:党参 30 克,山药 30 克,黄柏 25 克,栀子 25 克,乳香 25 克,金银花 30 克,桃仁 20 克,没药 20 克,熟地 20 克,益母草 50 克,元胡 30 克,当归 30 克,淫羊藿 25 克,升麻 20 克,甘草 15 克。水煎 2 次,合并灌服,每天 1 剂,2~5 剂为 1 疗程。本方主要功效清热解毒,祛瘀生新。本方适用于卡他性脓性子宫内膜炎。

方五:生黄芪 50 克,丹参 30 克,赤芍 30 克,丹皮 30 克,益母草 40 克,桃仁 25 克,川芎 30 克,红藤 50 克,败酱草 50 克,生蒲黄 50 克,党参 50 克,白术 50 克。共为末,开水冲调,候温一次灌服。本方主要功效解毒化瘀,理气祛湿。用本方治疗母牛慢性子宫内膜炎,效果不错。拱背努责者,加路路通 40 克、小茴香 30 克;带下量多秽臭者,去生蒲黄,加薏苡仁 60 克、皂角刺 50 克;带下黏稠脓样者,加生山栀 40 克、龙胆草 40 克。

方六：益母草 200 克，桃仁 30 克，香附 30 克，元胡 15 克，赤芍 30 克，当归 20 克，川芎 20 克，红花 15 克，栝楼 30 克，炙甘草 15 克，红糖 100 克。水煎 2 次，合并灌服，每天 1 剂，2～5 剂为 1 疗程。本方主要功效活血化瘀，适用于隐性子宫内膜炎。

方七：三棱 50 克，莪术 50 克，当归 30 克，五灵脂 30 克，枳壳 30 克，丹皮 30 克，牡丹皮 50 克，丹参 30 克。水煎 2 次，合并灌服，每天 1 剂，2～5 剂为一疗程。本方主要功效活血化瘀，祛腐生肌。本方适用于脓性子宫内膜炎。粪干，加芒硝、大黄各 30 克。

## 264. 如何用中草药防治牛胎衣不下？

方一：熟地黄 50 克，当归 50 克，芍药 50 克，甘草 50 克，肉桂 50 克，炮干姜 50 克，蒲黄 50 克、炒黑大豆（去皮）各 50 克。共煎，加童便一盏、酒 100 毫升，温服。本方主要功效活血调经，补肝益肾。用本方治疗母牛胎衣不下患牛，疗效满意。

方二：冬葵子 50 克，红花 20 克，桃仁 10 克，乳香 10 克，没药（醋炙）10 克，生地 15 克，生甘草 10 克。每剂煎汁 3 次，混合，一次灌服，每天 1 剂。上方为中等牛（体重 200 千克左右）的用量，临床应以牛体重大小酌情加减。本方主要功效活血止痛，散瘀消肿。用本方治疗牛胎衣不下，效果较为满意。虚弱者，加黄芪 30 克、党参 30 克，减红花 10 克；兼有高热及粪干燥者，加金银花、黄芩各 20 克，酒大黄 50 克。灌服时加红葡萄酒 200 毫升效果更佳。

方三：车前子 250 克（酒炒制干），干生菜籽 200 克。共研为末，加温水适量，一次灌服。本方主要功效益肝补肾，养血润燥，清热通淋。用本方治疗牛胎衣不下，效果不错。

方四：肉桂 100 克，香油 200 克，陈醋 400 克。先把肉桂研末，然后放入香油、陈醋，再用适量水搅拌均匀后一次灌服。用本方治疗胎衣不下患牛，效果不错。服药后 5～7 个小时即可使胎衣排出。顽固性胎衣不下者，可再服 1 剂，8～9 个小时后胎衣自然落地。

方五：红糖 250 克，干姜 50 克，茶叶 150 克，食盐 50 克，水 5000 毫升。先将干姜在热灰内烫黄，然后与茶叶一起放入水中煎沸，过滤去渣，再加入红糖和食盐，搅拌至完全溶解，候温，让病牛自饮（或灌服），每天 2 次，直至胎衣排出、食欲恢复为止。本方主要功效活血通络，温中散寒。用本方治疗牛剖宫产后胎衣不下，均可在灌药后 12～24 小时内排出胎衣。对体质极度衰弱者，配合抗生素疗法效果更好。

方六：新鲜指甲花苞 100～150 克（干品 50～100 克），白糖 250～500 克。

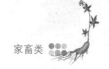

将指甲花苞打碎拌白糖，加清水 1000～2000 毫升放入锅内用文火煮开 10 分钟，凉后一次灌服。如服后 6～10 小时内胎衣仍不排出、患牛有努责者，再灌 1 次。本方主要功效活血通经。用本方治疗牛胎衣不下，效果不错。大部分患牛只用 1 次见效，少数需用 2 次痊愈。对产仔超过 36～48 小时、病牛无努责者，必须用手术剥离法。指甲花又名凤仙花，为凤仙花科植物凤仙花的花，夏季花盛开时采收，鲜用或晒干，味甘性温，有小毒，具有活血通经、祛风止痛的功效，主治闭经、跌打损伤、瘀血肿痛、风湿性关节炎、痈疽疔疮、蛇咬伤等。

方七：益母草 300～500 克，红糖 250～500 克。益母草加水 2000～4000 毫升煎煮 10～15 分钟，加入红糖再煎 5 分钟，候温饮用或灌服。本方主要功效活血调经。用本方治疗牛胎衣不下，效果不错。

方八：益母草 100 克，黄芪 300 克，车前子 200 克，黄酒 200 毫升。煎汤取汁，候温加黄酒灌服，用投药管一次灌服。本方主要功效活血散瘀，利水通经，补气升阳。用本方治疗患牛，效果不错。

方九：益母草膏 125 克。研为末，加麸皮 1000 克、1% 食盐水 10 千克，混匀，一次喂服。本方主要功效行血祛瘀，活血养气。用本方治疗母牛胎衣不下，取得了良好效果。

### 265. 如何用中草药防治牛乳房炎？

方一：紫花地丁 100 克，黄花地丁（蒲公英）100 克，夏枯草 100 克，鱼腥草 200 克，大蓟根 150 克，芙蓉根 100 克。煎水，候温灌服，每天 1 剂，严重者日服 2 剂，连服 1～3 天。本方主要功效清热解毒，散瘀消肿。本方治乳痈效果好，内服外敷相结合具有立竿见影之效，外敷方：鲜大蓟根 250 克，鲜黄花地丁 150 克，捣烂敷患处 1～3 小时；红肿严重的加鲜紫花地丁 100 克，溃脓者加鲜芙蓉花（或叶）100 克；每天换药 1～2 次，1～3 天可愈。如无鲜品可用干品研末，用油调成膏外敷，效果一样。

方二：生麻黄 50 克，连翘 50 克，生甘草 100 克。加水适量，煎取药液，胃管投服。本方主要功效消肿，排脓，止痛。用本方治疗奶牛乳痈，收到满意疗效。热盛者，加蒲公英、地丁、金银花、野菊花各 35 克；体寒者，加鹿角霜、当归各 30 克；乳汁不通或脓汁排出不畅者，加王不留行 40 克。

方三：蒲公英 90～160 克，赤芍 90～120 克，生甘草 60～90 克。研末开水冲调，候温灌服，每天 1 剂。本方主要功效清热解毒，化瘀消肿。用本方治疗牛哺乳期急性乳房炎，效果较为理想，一般 3～4 剂即愈。

方四：蒲公英 300～350 克。研末，开水冲调，一次灌服，每天 1 次，连用 3～5 天。本方主要功效清热解毒，消肿散结。蒲公英可使乳管通畅、乳汁充盈、乳液增多。本方治疗奶牛乳房炎，效果不错。现代医学研究证明，蒲公英还有调节神经、扩张血管、疏通经络之功效，故单味蒲公英是治疗奶牛乳房炎的特效良药。

方五：仙人掌数片。去刺捣烂成泥，外敷，每天 1 次，连用 3～5 天。本方主要功效行气活血，清热解毒。仙人掌外敷适用于急性期乳房炎。急性期乳房炎多于胃热雍盛致热毒蕴结，经脉受阻，气血瘀滞，热盛内腐而成。仙人掌为苦寒之物，入心肺胃经，外敷具有良效，且操作简单、价格低廉，是治疗急性期乳房炎的一味良药。

方六：当归 40 克，柴胡 30 克，连翘 50 克，金银花 40 克，黄芩 40 克，漏芦 40 克，王不留行 50 克，赤芍 40 克，炮甲 30 克。研末。开水冲，候温灌服，连服 3 剂。本方主要功效疏肝理气，通乳活络。本方适用于产后气血不畅，未及时调理，致气滞血瘀，乳房肿胀，乳络不畅，乳汁郁积于内。临床可见患病乳房增大或局部炎性肿胀、发红、发热、变硬，乳汁中含有絮状物，肉眼观察色泽多无变化，无明显异味，无明显全身症状。

方七：金银花 50 克，连翘 80 克，蒲公英 40 克，紫花地丁 49 克，栀子 50 克，生地 50 克，赤芍 40 克，当归 40 克，皂刺 40 克，木通 30 克，石膏 40 克，山楂 50 克，陈皮 40 克，砂仁 30 克。研末，开水冲调，候温灌服，连服 5 剂。本方主要功效清热解毒、消肿散结。本方适用于产后气血虚弱，子宫迟缓，胎盘滞留，恶露腐败导致内热。临床可见乳房红肿，乳汁突然减少而稀，色青灰，腥臭味，含有凝固物，体温高，精神沉郁，食欲剧减。

方八：川芎 40 克，当归 30 克，瓜蒌 60 克，通草 40 克，赤芍 20 克，王不留行 30 克，连翘 40 克，桔梗 30 克，甘草 20 克，蒲公英 60 克。研末，加水稍煎，药液一次灌服，药渣拌料饲喂，每天 1 剂，连用 3 剂为 1 疗程，或视症状酌情加 1 疗程。本方主要功效行气散结，通经下乳。应用本方治疗病牛，效果显著。

## 266. 如何用中草药防治牛漏乳症？

方一：白术 60～80 克，升麻 70～80 克，柴胡 60～80 克，香附 40～50 克，黄芩 60～80 克，知母 50～60 克，苏梗 50～60 克，麦芽 80～120 克，朴硝 80～120 克，甘草梢 30 克。水煎，一次灌服。本方主要功效补气回乳。用本方治疗病牛均可治愈。本方夏季应用加生地 40 克，地骨皮 40 克。

方二：黄芪 200 克，党参 80 克，白术 60 克，当归 60 克，柴胡 60 克，升麻 60 克，陈皮 60 克，甘草 35 克。水煎，姜、枣为引，灌服，每天 1 剂。本方主要功效升阳举陷，固气摄乳。用本方治疗奶牛产后漏乳症，全部治愈。气虚甚者，加山药、茯苓；自汗严重者，黄芪用量加倍；兼血虚者，加川芎、熟

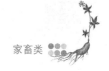

地、白芍。

### 267. 如何用中草药防治犊牛消化不良？

方一：炒陈曲 30 克，焦山楂 30 克，鸡内金（炒焦）30 克，炒麦芽 30 克，三棱 9 克，莪术 9 克，厚朴 15 克，党参 15 克，砂仁 15 克，炙甘草 15 克，炮干姜 15 克，草豆蔻 9 克，小茴香 15 克。共研为细末过筛，每次 20～30 克，用开水冲调成糊状，候温灌服，每天 2～3 次。本方主要功效健胃消食，温里祛寒。应用本方结合西药治疗，对犊牛消化不良具有较好的效果。

方二：旋覆花地上部分。加 10 倍水制成浸剂，按 10 毫升／千克体重，于喂饮初乳前 30～40 分钟内服，每天数次。本方主要功效降气止呕。本浸剂单独应用，痊愈时间为 4 天；与多黏菌素或土霉素合用，痊愈时间会更快。

### 268. 如何用中草药防治犊牛腹泻？

方一：党参、白术、茯苓、白扁豆各 15 克，煨诃子、炮姜各 10 克，砂仁 5 克。水煎，一次灌服。本方主要功效补脾养胃，和中止泻。适用于犊牛脾虚泄泻。如有腹痛，加木香、白芍；形寒肢冷、口色苍白而有里寒证者加肉桂；滑泻不止，酌加诃子用量，再加五味子、肉豆蔻等。西药可酌情使用多酶片、酵母片、鱼肝油丸。治疗犊牛腹泻，中西结合治愈效果更好。

方二：葛根、黄连、黄芩各 15 克，乌梅（去核）、煨诃子、姜黄各 10 克，甘草 5 克。水煎，一次灌服。本方主要功效清热解毒，化湿止泻。适用于犊牛湿热泄泻。泻下带血者，加银花炭、地榆炭、白头翁；腹痛甚者，加白芍；津液耗伤，见口渴不安，眼球凹陷者，可加石斛、麦冬、芦根；神疲乏力，脉象虚弱而有气虚证者，可加党参。

方三：山楂、生麦芽、生六曲各 15 克，半夏、陈皮、茯苓、连翘、白术各 10 克。水煎，一次灌服。本方主要功效消食助运，调中止泻。适用于犊牛伤乳泄泻。形寒肢冷、口色青白而有里寒证者，加干姜、厚朴；口色发红，有热象者，加黄连、木香，同时可服西药多酶片 6～10 片，酵母片 10～20 克，乳酶生 5～10 粒。

## 第七章　中草药防治羊病

### 269. 如何用中草药防治羊流行性口炎？

黄连 20 克，黄芩 40 克，大黄 40 克，石膏 150 克，知母 30 克，车前子 30

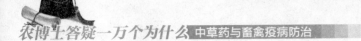

克，竹叶 30 克，板蓝根 60 克，贯众 30 克，甘草 20 克。水煎取汁灌服。本方主要功效清心泻火，利尿解毒。用本方治疗羊流行性口膜炎效果显著。

## 270. 如何用中草药防治羔羊痢疾？

方一：党参 10 克，白术 10 克，茯苓 10 克，炙甘草 6 克，山药 6 克，白扁豆 12 克，莲肉 10 克，桔梗 10 克，薏苡仁 8 克，砂仁 8 克。水煎，候温加红糖 100 克，灌服。本方主要功效健脾益气，养胃止泻。适用于羔羊痢中期，症见精神沉郁，不思饮食，腹部胀满，水样便、色绿或黑，尿失禁。

方二：干姜 50 克，赤石脂 90 克，粳米 90 克。共为末，开水冲服。本方主要功效活血温经，固肠止痢。适用于大肠寒湿气滞气弱型羔羊疾病，症状是下痢日久，脓多血少，粪渣粗糙，里急后重，精神倦呆，四肢不温。

方三：红参 6 克，附子 6 克，干姜 6 克。水煎灌服，4 小时后再灌服 1 剂，以后每天 1 剂。本方主要功效补中益气，回阳救逆。适用于羔羊痢后期，症状是见昏睡，饮食欲废绝，耳鼻、四肢发凉，口色淡，舌质绵软，脉沉细无力，粪便黏稠不爽或失禁。好转后用下方治疗：党参 12 克，茯苓 8 克，白术 8 克，陈皮 6 克，升麻 8 克，柴胡 8 克，当归 10 克，山药 10 克，葛根 10 克，丹参 12 克。水煎，加红糖 100 克灌服。

方四：白头翁 10 克，黄柏 6 克，黄连 6 克，黄芩 6 克，秦皮 6 克，栀子 10 克，茯苓 10 克，甘草 4 克。水煎服。本方主要功效清热燥湿。适用于羔羊痢疾初期，症状是肚腹胀满，发热，温热痢，粪便黏稠状、色黄，尿少色黄。

方五：白头翁 500 克，黄柏 500 克，蒲公英 1000 克，甘草 300 克。混合粉碎，第 1 次加水 500 毫升，第 2 次加水 300 毫升，两次煎煮各 1 小时，合并煎液，浓缩至 2000 毫升，加面粉 2000 克混匀，晾至半干，制成均匀颗粒状，晾干。2 岁以上羊 40～60 克，2 岁以下羊 20～30 克，当年羔羊 10 克，用温水灌服，每天 1 次。本方主要功效清热解毒，燥湿止痢。用本方防治羔羊痢疾，效果不错。

## 271. 如何用中草药防治羊传染性脓疱？

方一：青黛、硼砂各 5 份，黄柏、芒硝各 3 份，冰片 1 份。研为细末，混合均匀，加甘油或茶油适量搅拌呈糊状。患部用 10% 食盐水冲洗干净，再将调好的药液均匀涂擦于创面，每天 2 次，治愈率可达 96%。本方主要功效泻火解毒，敛疮消肿。

方二：早期用冰硼散：冰片 1 克，朱砂 1 克，玄明粉 10 克，硼砂 10 克；或石膏青黛散：青黛 5 克，黄连 3 克，黄柏 4 克，桔梗 3 克，薄荷 5 克，儿茶 3 克，石膏 3 克；后期服熟地黄芪汤：熟地 30 克，生黄芪、当归、女贞子、

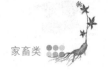

丹皮、山药、茯苓、山茱萸、川芎、牛膝各20克。冰硼散研细混匀，装入纱布袋中，用温水浸湿后横噙于患羊口中，两端固定，隔天换药1次，连用3～5天。进食时取下，进食后再噙上。熟地黄芪汤水煎服，每天1次，连用一周。本方主要功效清热解毒，滋补津液。本病早期治疗以清热解毒为主，后期正气亏虚、以滋补津液为主，两方结合，效果显著。

### 272. 如何用中草药防治羊痘病？

升麻10克，葛根10克，紫草10克，苍术15克，黄柏15克，绿豆20克，白糖25克。煎汤灌服，每天1剂，连服3剂。全身痘症明显后，减升麻、葛根，加黄连9克。本方主要功效清热解毒，发表和里。

### 273. 如何用中草药防治羊破伤风？

方一：乌蛇20克，防风15克，荆芥10克，菊花10克，生黄芪10克。水煎服。本方主要功效祛风止痉，解毒定惊。本方为治疗羊破伤风基础方。当风由肺传于肝时（肢体僵直，两耳直立，尾巴拖直，筋腱痉挛，瞬膜外露），加羌活20克、桂枝5克；当风由肝传于脾时（四肢僵直，口紧难开，口涎多而不能饮食），加苍术10克、香附10克、白芍10克、干姜6克、川朴6克、草蔻6克、枳实6克、云苓6克、陈皮6克；当风由脾传于肾时（背腰僵硬如棍），加僵蚕10克、川断10克；当风由肾传于心时（头颈部强直，心脏衰弱，舌色赤紫，脉行洪数），加薄荷10克、白芷10克；胎动不安者，减乌蛇、荆芥，加川断10克、砂仁10克、阿胶10克、炒白术10克、杭白芍6克、黄芩6克、川朴6克、云苓6克、陈皮6克、生姜6克。

方二：蔓荆子、天南星、防风各8克，红花、半夏各3～6克，全蝎4克，当归3克，细辛2克。煎水去渣，加蜂蜜20克胃管送服。本方主要功效凉肝息风，定惊止痉。用本方治疗羊破伤风效果较好，如配合静注破伤风抗毒素和25％硫酸镁溶液治疗效果更佳。

### 274. 如何用中草药防治羊支原体肺炎？

山豆根20克，板蓝根20克，大青叶20克，黄芩10克，半枝莲20克，贝母10克，茯苓20克，黄芪25克，党参15克，川芎15克，甘草10克。水煎，滤取煎液，待温灌服，每天早晚各服1次，连服5天。本方主要功效清热解毒，止咳化痰，补气活血。本方适用于山羊传染性胸膜肺炎、羊霉形体肺炎、支气管炎、支气管肺炎、大叶性肺炎等，特别是对羊霉形体肺炎（支原体肺炎）疗效独特。

### 275. 如何用中草药防治羊传染性胸膜肺炎？

银花550克，连翘400克，芦根360克，桔梗320克，薄荷280克，黄芩

280 克，荆芥 250 克，甘草 220 克，神曲 340 克，山楂 180 克。水煎取汁，或共研细末兑水供 20 头羊灌服，每天 1 剂，连用 2 天。本方主要功效辛凉解毒，清热解毒。用本方治疗山羊传染性胸膜肺炎效果较好。

### 276. 如何用中草药防治羊传染性结膜炎？

薄荷 20 克，防风 15 克，荆芥 15 克，白芷 12 克，菊花 10 克，茯苓 15 克，黄芩 12 克，川芎 12 克，甘草 10 克。水煎两次，合并药液，一次内服，每天 1 剂，连服 3~5 剂。本方主要功效清热除湿，祛风止痒，解毒明目。用本方治疗羊急性传染性结膜炎疗效不错。奇痒者加白蒺藜 12 克、蝉蜕 30 克；湿热重者加地肤子 15 克、苍术 12 克。

### 277. 如何用中草药防治羊螨病？

方一：阎王刺 500 克（烧灰），狼毒 500 克，硫黄 100 克，白胡椒 50 克，豆油 500 克。豆油煎沸，加入阎王刺灰、狼毒、硫黄末、白胡椒拌匀成膏，患部用皂角水洗净后涂擦。本方主要功效清热除湿，杀虫止痒。用本方治疗羊疥癣病，效果不错。如结痂严重，顽固不愈，可加水银 15 克、巴豆 100 克。阎王刺又名"云实"，具有清热除湿、杀虫、行气止痛、截疟、止消渴的功效。

方二：生石灰 150 克（研细末），硫黄 50 克（研细末），烟叶 100 克。烟叶剪碎，加水煎 3 次合并取汁 1000 毫升，再文火浓煎至 500 毫升，与余药混合。病羊患部剪毛，用肥皂水洗，刮除痂见红肉，再用淡盐水冲洗并涂擦 5% 碘酊，最后涂擦上药，每天 1 次，连擦 3 次。本方主要功效杀虫、止痒、生肌。用本方治山羊螨病，获得满意效果。

### 278. 如何用中草药防治羊梨形虫病（焦虫病）？

方一：黄芩 20 克，黄柏 25 克，党参 30 克，黄芪 30 克，白术 25 克，双花 25 克，连翘 25 克，陈皮 20 克，山楂 40 克，神曲 40 克，泽泻 20 克，猪苓 25 克，车前子 20 克，生地 25 克，甘草 20 克。共为末或水煎，一次灌服，隔天 1 次，连用 3 天。本方主要功效清热解毒、健脾利尿。适用于焦虫病中期。

方二：秦艽 25 克，当归 30 克，赤芍 25 克，苣麦 20 克，车前子 20 克，焦栀子 20 克，连翘 25 克，云苓 20 克，炒蒲黄 20 克，竹叶 20 克，灯心草 25 克，川楝子 20 克，甘草 20 克。共为末或水煎，一次灌服，隔天 1 次，连用 3 天。本方主要功效清热泻火，解毒利尿。适用于焦虫病早期。

方三：当归 25 克，白芍 20 克，川芎 25 克，熟地 25 克，党参 25 克，白术 25 克，云苓 20 克，黄芪 20 克，首乌 25 克，阿胶珠 25 克，甘草 20 克。水煎，一次灌服，隔天 1 次，连用 3 天。本方主要功效补气养血。适用于焦虫病后期。

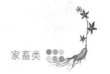

### 279. 如何用中草药防治羊口炎?

硼砂 15 克,冰片 10 克,薄荷 10 克,苏打 10 克,青黛 10 克。薄荷、冰片分别研末,再与硼砂、苏打、青黛混合拌匀。先用 0.9% 生理盐水冲洗口腔,把药末吹入患部,每天早晚各 1 次,连用 2~3 天。本方主要功效清心泻火,消肿止痛。用本方治疗羊口膜炎,用药后,疗效不错。病情较严重并伴有溃烂者,用蜂蜜调入药末后涂之。

### 280. 如何用中草药防治羊前胃疾病?

大戟 20 克,甘遂 15 克,芫花 20 克,甘草 30 克。水煎,一次灌服。本方主要功效攻逐泻下,理气消胀。用本方治疗羊前胃疾病(包括瘤胃积食、瘤胃臌气、百叶干),效果满意。

### 281. 如何用中草药防治羊前胃弛缓?

茯苓 15 克,泽泻 9 克,党参、白术、黄芪、苍术各 8 克,青皮、木香、厚朴各 7 克,甘草 6 克。共为细末,开水冲调,候温灌服。本方主要功效健脾消食,理气和胃,适用于前胃弛缓无寒热者。虚寒者,加陈皮、豆蔻、小茴香、干姜;风寒者,加荆芥、防风、生姜;风热者,加柴胡、黄芩、生姜;胃寒吐草者,加丁香、代赭石、半夏、小茴香。

### 282. 如何用中草药防治羊瘤胃臌气?

方一:小茴香 25 克,藿香、香附各 20 克,广木香 15 克,丁香 10 克。共为末,加植物油 500 毫升,开水冲调,一次灌服。本方主要功效温中开胃,理气消胀。

方二:新鲜草木灰 20 克,植物油 50~100 毫升。混合,一次灌服。本方主要功效泻下消胀。适用于泡沫性瘤胃臌气。也可用香烟 10 根剥去纸皮,分 3 次塞入患羊口中,让其食入胃内。病轻者 1 小时即愈,重者可多喂几根或在 1 小时后再喂一次。

方三:鲜酢浆草 500 克,莱菔子 150 克。捣烂,加水 5 千克煎至 4.5 千克,加盐 150 克,一次灌服。本方主要功效清热凉血,消积导滞,适用于食滞性瘤胃臌气。

### 283. 如何用中草药防治羊瘤胃积食?

方一:木香 25 克,槟榔 25 克,青皮 25 克,陈皮 25 克,炒枳壳 25 克,黄连(炒)25 克,三棱 25 克,莪术 25 克,酒炒黄柏 70 克,酒浸大黄 70 克,香附 100 克,黑丑 100 克。研成细末,据体质、症候轻重决定用量。亦可将诸药适量煎汤灌服。本方主要功效行积导滞,通便除胀。本方对无力运化不能升降的阳明胃实证，可起到异病同治的功效，且无副作用。并可配合胃穿刺、强心输液等措施。将散剂转汤剂作用更迅速。

方二：党参、黄芪、炒山楂、炒麦芽、神曲、槟榔各9克，白术、柴胡、升麻、陈皮、三棱、莪术、枳实、厚朴、莱菔子、牵牛子各6克，炙甘草3克。水煎取汁500毫升，加石蜡油500毫升，一次灌服。本方主要功效补升中气，消食导滞。用本方配合西药治疗牛羊前胃弛缓继发瘤胃积食，效果不错。

方三：芒硝、枳壳各10克，山楂、麦芽、神曲、炒牵牛子、郁李仁、槟榔各5克。水煎，去渣灌服。本方主要功效健脾开胃，消食导滞。用本方治疗羊瘤胃积食效果较好。也可用莱菔子250克（捣碎），菜油150克，调匀灌服。

### 284. 如何用中草药防治羊瓣胃阻塞？

山楂80克，青皮70克，大黄120克，厚朴30克，芒硝200克，当归70克，枳壳、枳实各30~50克，香油50克。除芒硝、香油外水煎取汁，候温加芒硝、香油，一次投服。本方主要功效泻热攻积，润燥通便。本方治疗羊瓣胃阻塞效果较好。久病体虚者，加党参、白术、熟地；肚疼甚者，加桂枝、香附；磨牙者，加莲子肉、半夏、大枣；胃浊湿热者，加茵陈、黄芩、龙胆草；大便干燥难下者，重用香油（或液状石蜡）。

### 285. 如何用中草药防治羊瘤胃酸中毒？

方一：苍术60克，厚朴45克，陈皮45克，甘草20克，生姜20克，大枣90克。每次30~40克，加小苏打粉50~80克，开水冲调，一次灌服，每天2次。本方主要功效温胃健脾，理气消胀。适用于因过食玉米等精料所致的瘤胃酸中毒，用时加水应充足，药液浓度应不高于5%，严重者配合静脉输液效果更好。

方二：人参20克，茯苓10克，枳实10克，白术10克，陈皮10克，干姜10克，三仙各10克。水煎，灌服，每天1剂。本方主要功效补气健脾，消食开胃。用本方治疗羊谷物酸中毒，效果不错。

### 286. 如何用中草药防治羊异食癖？

苍术60克，厚朴45克，陈皮45克，甘草20克，生姜20克，大枣90克。每次40~50克，开水冲调，一次灌服，每天1次，连用2~4次。本方主要功效温胃健脾，理气消胀。适用于前胃健脾、消化不良等导致患畜食欲不振、味觉异常而引起的异食癖。

### 287. 如何用中草药防治羊风寒感冒？

荆芥、桔梗、防风各15克，羌活、独活、柴胡、前胡、枳壳、茯苓各10克，川芎、甘草各8克，薄荷、生姜各5克。生姜捣碎，余药共为细末，开水

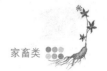

冲调，候温灌服，连服 2 剂。本方主要功效解表散寒，祛湿宣肺。用本方治疗羊风寒感冒夹湿证，疗效不错。

### 288. 如何用中草药防治羊喘症？

方一：桔梗 30 克，杏仁 20 克，麻黄、荆芥、白前、紫菀、陈皮、百部、苏子、当归、甘草各 15 克。上药水煎 20 分钟后，去渣留煎液 500 毫升，候温灌服，每天 1 次，3 天为 1 疗程。本方主要功效疏风化痰，止咳平喘。用本方治疗羊咳嗽、喘息病症，不论新久均可奏效。

方二：麻黄 7 克，杏仁 8 克，石膏 15 克，知母 8 克，贝母 8 克，桑白皮 10 克，葶苈子 8 克，黄芩 8 克，金银花 9 克，大黄 9 克，枳壳 8 克。共研细末，温水灌服，或煎汤灌服，每天 1 剂，连服 3 剂。本方主要功效清热解毒，止咳平喘。用本方治疗羊肺喘症，疗程短、效果好、不易复发。

### 289. 如何用中草药防治羊惊风？

水牛角 3 克（切薄片先煎），钩藤 15 克，生地 15 克，白芍 15 克，茯神 15 克，菊花 15 克，龙胆 10 克，生甘草 10 克，鲜竹茹 30 克，鲜桑叶 30 克（干者减半）。水煎 2 次，每天 1 剂，分 3 次灌服，疗效可靠。本方主要功效滋阴养血，凉肝息风。

### 290. 如何用中草药防治羊风湿症？

炙黄芪 40 克，酒当归 30 克，羌活 20 克，姜黄 15 克，赤芍 15 克，防风 15 克，生姜 15 克，甘草 10 克，大枣 10 枚。水煎两次，混合，一次灌服，每天 1 剂，连用 3~5 剂，疗效可靠。本方主要功效祛风活血，行血止痛。

### 291. 如何用中草药防治羊妊娠毒血症？

方一：党参 30 克，茯苓 25 克，薏苡仁 25 克，大腹皮 25 克，白术 25 克，苍术 20 克，麦芽 20 克，草豆蔻 20 克，厚朴 25 克，香附 25 克，菖蒲 25 克，柴胡 20 克，升麻 15 克，陈皮 20 克，桂枝 25 克，炙甘草 20 克。水煎服，每天 1 剂，连用 1~3 剂。本方主要功效温脾健胃，渗湿利水。用本方治疗脾虚湿困型羊妊娠毒血症效果较好。

方二：当归 20 克，白芍 25 克，生地 25 克，郁金 25 克，北沙参 20 克，枸杞 20 克，川楝子 20 克，柴胡 20 克，麦芽 25 克。水煎服，每天 1 剂，连用 1~3 剂。本方主要功效滋阴降火，疏肝理气。用本方治疗肝肾阴虚型羊妊娠毒血症效果较好。

方三：当归 30 克，川芎 30 克，生地 25 克，党参 25 克，白术 30 克，黄芪 30 克，炙甘草 20 克，陈皮 20 克，麦芽 30 克。水煎服，每天 1 剂，连用 1~3 剂。本方主要功效补脾健胃，补血养气。用本方治疗脾胃虚弱型羊妊娠毒血症效果较好。

### 292. 如何用中草药防治羊子宫脱?

黄芪 15 克，党参 12 克，白术 10 克，炙甘草 8 克，陈皮 10 克，当归 10 克，柴胡 15 克，升麻 15 克，熟地 10 克。水煎服，连用 3 剂。本方主要功效补气养血，升提固脱。用本方配合西药治疗母羊产后子宫脱出，取得了很好的治疗效果。久泻者，加诃子 12 克、乌梅 12 克；小便不通者，加木通 15 克、车前子 10 克。用量根据症候和羊的品种、体重、体质酌情控制剂量。本病须尽早手术整复，整复后两侧阴脱穴各注射 75% 酒精 5 毫升，或电针针刺百会、交巢 2 穴加以固定。

### 293. 如何用中草药防治羊产后瘫痪?

党参、白术、大枣、益母草、黄芪、甘草、当归各 30 克，白芍、陈皮各 20 克，升麻、柴胡各 10 克。水煎，加白酒 100 毫升灌服，每天 1 剂，连服 2 剂。本方主要功效补中益气，养血升举。用本方治疗母羊产后瘫痪，连服 2 剂，疗效不错。在母羊怀孕期间多晒太阳，多运动，分娩后给母羊饮温盐水和补充钙质饲料，可预防本病。

### 294. 如何用中草药防治羊乳房炎?

方一：柴胡 10 克，当归 10 克，白芍 10 克，白术 10 克，茯苓 10 克，炙甘草 5 克，煨生姜 5 克，薄荷 5 克。水煎，候温一次灌服，每天 1 剂，连用 5 天。本方主要功效舒肝解郁，清热散结。本方适用于肝气郁结、气机不畅、气滞血凝所致的慢性乳房炎。

方二：蒲公英 15 克，金银花 10 克，连翘 10 克，丝瓜络 15 克，通草 10 克，芙蓉花 10 克，穿山甲 5 克。水煎，候温一次灌服，每天 1 剂，连用 4 天。本方主要功效清热解毒，消肿散痛。用本方配合西药治疗羊急性乳房炎效果很好。

方三：金银花 25 克，连翘 15 克，蒲公英 30 克，知母 10 克，穿山甲 10 克，瓜蒌 10 克，丹参 10 克，黄芩 10 克，柴胡 10 克，当归 15 克，乳香 10 克，没药 20 克，甘草 3 克。研为细末，开水冲调，温后一次灌服，每天 1 剂。本方主要功效清热解毒，活血散瘀。用本方配合西药治疗羊乳痈效果很好。本方适用于乳痈初期、乳结不通型，如乳房红肿热痛严重、全身症状明显，应加重清热解毒的剂量，再加入天花粉 10 克、生地 20 克、党参 10 克、大黄 15 克；乳房内肿块大、产乳量下降者，加赤芍 10 克、红花 15 克、漏芦 10 克、王不留行 10 克、通草 10 克、皂刺 10 克；伴有外感者，加荆芥 10 克、防风 10 克、薄荷 10 克；伴有子宫炎者，加山药 10 克、车前子 10 克、川芎 10 克、黄柏 10

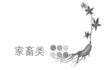

克、苍术 10 克；产后恶露不尽者，加红花 10 克、益母草 20 克、生蒲黄 10 克；食欲不振者，加山楂 15 克、麦芽 15 克、神曲 10 克。

### 295. 如何用中草药防治羊胎衣不下？

方一：当归尾 25 克，川芎 15 克，山甲珠 15 克，芡实 15 克，没药 15 克，五灵脂 20 克，炒香附 50 克。煎服。每次加白酒 25 克为引。本方主要功效活血祛瘀，理气止痛。本方治疗羊胎衣不下，收到满意效果。也可用车前子 100～200 克，用酒拌匀，点火，边烧边拌，熄火后待凉研末，加温水调服；或加入麻仁等量，分别研末调服，或麻仁加水煮后滤去渣，与车前子灌服。对羊胎衣不下排出腐败分解的胎儿，有良好疗效。

方二：生大黄 25 克，益母草 15 克，当归 15 克，川芎 10 克，生蒲黄 10 克，五灵脂 10 克，党参 10 克。共为细末，冷水调灌。本方主要功效活血化瘀，攻积排衣。

### 296. 如何用中草药防治羊阴囊湿疹？

苍术、炒山栀、黄柏、柴胡各 35 克，龙胆草 30 克，生地、连翘、白鲜皮、川草薢、紫花地丁各 45 克，鱼腥草、薏苡仁、蒲公英各 50 克，车前子（包煎）60 克，牛膝 25 克，川木通、生甘草各 20 克。水煎 2 次，浓缩至 1000 毫升，早晚各灌服 500 毫升；药渣加地肤子 50 克、花椒 30 克，煎汤温洗。本方主要功效清热解毒，祛湿止痒。用本方内服、外洗，配合静脉注射青霉素钠 800 万单位、5% 葡萄糖 400 毫升，治疗种公羊阴囊湿疹效果很好。

### 297. 如何用中草药防治公羊肾虚？

方一：熟地 30 克，山药 12 克，山萸肉 12 克，丹皮、泽泻、茯苓各 10 克，知母、黄柏、生地、元参、郁李仁各 15 克，麻仁 40 克。共为细末，开水冲调，一次灌服。本方主要功效滋补肾阴。用本方治疗种公羊肾阴虚效果好。兼气虚者，加黄芪、党参；虚热盗汗者，加胡黄连、地骨皮；咳嗽、口干者，加杏仁、天花粉；大便秘结者，加郁李仁、麻仁、蜂蜜；津伤甚者，加生地、元参、麦冬。

方二：阳起石 10 克，淫羊藿 15 克，川断 20 克，巴戟天 15 克，杜仲（炒）10 克，牛膝 10 克，天冬 20 克，麦冬 20 克，益智仁 20 克，黄芪 15 克。混合水煎，候温灌服，每天 2 次，每次 250～300 毫升，连用 3 天。本方主要功效温阳补肾，强精益髓。用本方治疗性欲差的种公羊，取得了很好的效果。为提高疗效应加强饲养管理。